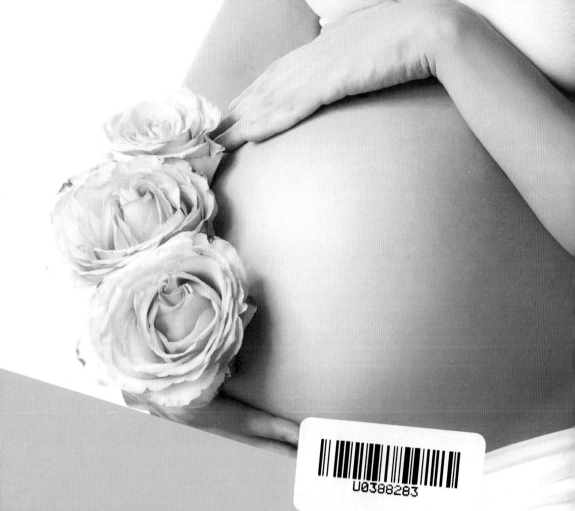

孕育三部曲：

怀孕·生产·育儿

周训华 主编

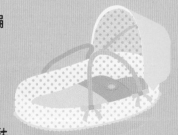

 黑龙江科学技术出版社
HEILONGJIANG SCIENCE AND TECHNOLOGY PRESS

图书在版编目（CIP）数据

孕育三部曲：怀孕·生产·育儿 / 周训华主编． --
哈尔滨：黑龙江科学技术出版社，2017.9
　　ISBN 978-7-5388-9325-0

　　Ⅰ．①孕… Ⅱ．①周… Ⅲ．①妊娠期—妇幼保健—基
本知识②分娩—基本知识③婴幼儿—哺育—基本知识
Ⅳ．① R715.3 ② R714.3 ③ R174

中国版本图书馆 CIP 数据核字（2017）第 187889 号

孕育三部曲：怀孕·生产·育儿
YUNYU SAN BU QU：HUAIYUN·SHENGCHAN·YU'ER

主　　编	周训华	
责任编辑	马远洋	
摄影摄像	深圳市金版文化发展股份有限公司	
策划编辑	深圳市金版文化发展股份有限公司	
封面设计	深圳市金版文化发展股份有限公司	
出　　版	黑龙江科学技术出版社	
	地址：哈尔滨市南岗区公安街 70-2 号　邮编：150007	
	电话：(0451)53642106　　传真：(0451)53642143	
	网址：www.lkcbs.cn　　　www.lkpub.cn	
发　　行	全国新华书店	
印　　刷	深圳市雅佳图印刷有限公司	
开　　本	723 mm×1020 mm　1/16	
印　　张	10.5	
字　　数	100 千字	
版　　次	2017 年 9 月第 1 版	
印　　次	2017 年 9 月第 1 次印刷	
书　　号	ISBN 978-7-5388-9325-0	
定　　价	29.80 元	

contents 目录

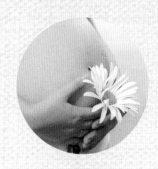

Chapter 01
精心准备，
等待好"孕"降临

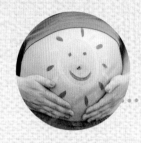

Chapter 02
孕妇保健，
十个月的好"孕"体验

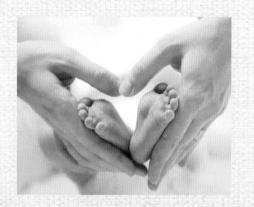

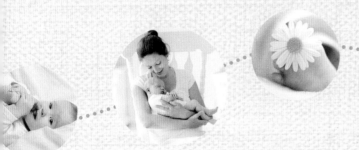
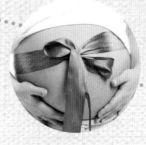

Chapter 03

产后恢复，
让新妈妈重拾美貌

Chapter 04

新生儿护理，
关心宝宝成长的点滴

Chapter 05

婴幼儿保健，
为宝宝的成长奠定基石

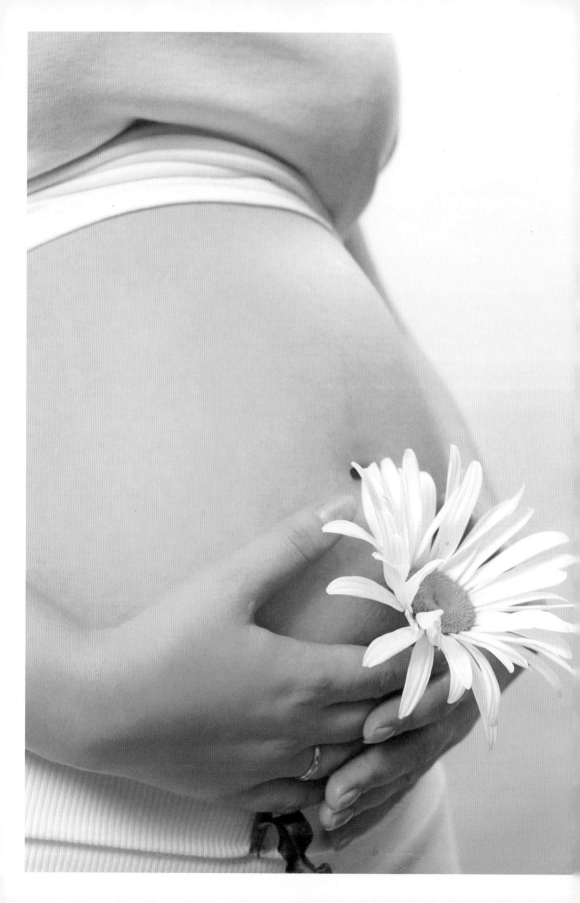

Chapter 01

精心准备，等待好"孕"降临

　　孕育出健康聪明的宝贝是每个家庭的愿望，要实现这个愿望，孕前的精心准备不可少。孕前需要经过身体、心理、物质等多种准备，排除众多孕育的不利因素，达到优生优育的标准，才能让夫妻双方以更好的状态来等待好"孕"降临。孕前准备的过程虽繁杂，但相信夫妻在知晓怀孕的那一刻，都能感受到新生命降临带来的喜悦！

优生优育的知识准备

孕育一个健康聪明的宝宝是每一对想要孩子的新婚夫妇的共同心愿，不过心急吃不了热豆腐，如果我们在掌握了相关的优生优育知识之后，再积极行动，就能更顺利地达成优孕的心愿。

受孕的过程

性交之后，男子每次排出 2 ～ 4 亿个精子射入阴道。进入阴道后的精子凭借身后长长的尾巴奋力摆动前行，最终到达输卵管壶腹部，等待与卵子结合。虽然从阴道到输卵管壶腹部只有几十厘米的长度，但是最终能够到达的精子只有一两百个甚至几十个。精子遇见卵子之后便迅速将其包围，头部朝向卵子，尾部不停地拍打着向卵子外壁钻去。当第 1 个精子进入到卵细胞内部后，卵子透明带及细胞膜会形成一层保护屏障，阻止其他精子进入。这时，精子和卵子各自的核相互融合，将各有的 23 条染色体合并为 46 条，一个新的细胞——受精卵形成，受孕过程完成，生命的种子由此诞生。

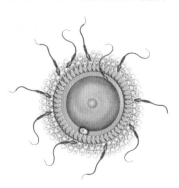

孕前进行优生咨询和检查

优生咨询指的是医生或其他专业人士对遗传性疾病、先天畸形患者及其亲属，提出该病症的原因、遗传方式、诊断、预后、防治等相关信息，对胎儿发病的风险率等问题进行预估和解答，并对夫妻双方及其亲属的婚配和生育问题给出建议和指导，从而最大限度地控制不良因素，预防胎儿发育缺陷，达到优生优育的目的。

除了做优生咨询外，备孕期女性最好在怀孕前做一个 TORCH 筛选（又称"优生四项"）。TORCH 筛选指的是对数种导致孕妈妈患病，并能引起胎儿宫内感染，甚至造成新生儿出生缺陷的病原微生物的检测。孕妈妈若被其中任何一种病毒感染，即使母体自身症状轻微甚至无症状，也可垂直传播给胎儿，严重者会造成流产、死产等。

受孕时间有讲究

女性排卵期是最佳受孕时间，此时夫妻进行性生活，受孕率较高。排卵期可以通过女性月经周期推算（适用于月经周期比较有规律的女性），从月经来潮的第一天算起，倒数 14（±2）天就是排卵期。

为了增加受孕机会、提高胎儿质量，排卵期前夫妻双方应该节欲 3~5 天，使双方精血旺盛，尽量安排在接近排卵日的时间进行性生活，这样可以保证男方排出足够数量且质量较高的精子。

性生活的频率不要太高或太低，也不要在排卵之前过早性交或者排卵日后希望通过"补课"得到"果实"。因为过高或过低的频率容易影响精子质量，而先于排卵期过早性交，或者晚于排卵期性交，都可能致使精子等不到卵子，从而影响怀孕。

宜受孕的年龄和季节

女性最佳生育年龄在 25 ~ 30 岁，此段时间不仅卵子产生的数量与质量都比较高，而且女性的身体健康状况也最适合生育。因为从生理上来说，女性的生殖器官通常在 20 岁以后逐步发育成熟，身体骨骼要到 24 岁左右才能发育成熟。

男性最佳生育年龄在 30 ~ 35 岁，因为男性的精子质量在 30 岁时达到高峰，之后能持续 5 年的高质量，因此这一年龄段的男人所生育的后代通常都是很优秀的。

一年中最佳的怀孕季节是每年的初秋，也就是 9 ~ 10 月份。这一时间段里气候往往天高气爽，而且此时期正是丰收季，各类新鲜的水果大量上市，非常有利于孕妇获得丰富的营养。如若此时怀孕，预产期当是春末夏初，彼时温和的气候非常有利于产妇的身体恢复、新生儿的护理等，益处颇多。

不过，中国区域广大，各地气候也有很大的差别，因此最佳的受孕时间也是相对的。准妈妈可以根据自身的所处环境分析并决定一个大致的怀孕时间。

导致不孕不育的因素

导致夫妻不孕不育的原因有很多，可以分别从男女两方面来分析。

造成女性不孕的原因

◎排卵功能障碍：由激素分泌失调或经期紊乱所致。

◎输卵管障碍：输卵管障碍造成精子、卵子无法相遇。

◎盆腔因素：病原体感染；盆腔子宫内膜异位可引起腹腔液中巨噬细胞数量增加，能够吞噬精子，影响受孕。

◎子宫因素：子宫畸形、发育不良等。

◎宫颈因素：宫颈位置异常、狭窄与粘连、宫颈糜烂等。

另外，子宫颈黏液异常、阴道异常或者免疫系统异常等都可能导致不孕不育。

造成男性不育的原因

◎精液质量异常：包括少精症、无精症等。

◎性功能障碍：包括阳痿、早泄、不射精等。

◎精索静脉曲张：影响睾丸的生精功能。

◎精神心理因素：如果一个男性的精神总是处于异常紧张的状态中，会引起性交障碍。

◎乱服补药：生殖保健药品一般都含有性激素成分，会对睾丸造成影响。

◎环境因素：如汽车尾气中的氧化亚氮和铅很容易损害精子的质量。

另外，生殖道感染、先天异常、全身性疾病或者免疫学因素等也可能引起不孕不育。

特殊人群备孕注意事项

一般来说，高龄产妇和患有特殊疾病的女性备孕时需要特别注意。高龄产妇应遵医嘱及时进行产前诊断，并在孕期20～24周做全面超声检查，排除胎儿畸形等问题。患有性传播疾病、阴道炎、盆腔炎的女性需要治好病之后再怀孕。若女性孕前发现患有甲状腺疾病，应先治疗，待甲状腺各项指标达到正常后再考虑怀孕。否则，对胎儿生长发育和智力水平都有不良影响。患有高血压、糖尿病的女性应先通过治疗，将病情控制在正常范围，再考虑妊娠，以免孕期病情加重。患有先天性心脏病的女性需向专业医生咨询，根据心脏功能等情况评估孕期风险后，再做是否怀孕的决定。患有风湿性心脏病且心功能在 II 级以上的女性，由于病情较重，不宜怀孕。

什么时候停止服用避孕药

对于常年服用避孕药的女性来说，从优生的角度考虑，最好停药 6 个月后再怀孕，也就是准备怀孕的半年之前开始停止服用避孕药。这样，身体有足够的时间将药物成分彻底代谢出体外，同时恢复卵巢功能和子宫内膜的周期，给受精卵的成长提供良好的条件。

如果一直服用避孕药，在决定怀孕后不能随意中断，最好是先把当月剩下的避孕药服完，这样可以避免出现阴道不规则出血。在停服避孕药后，并不是说就不需要避孕了，在孕前的准备阶段，不妨选择避孕套等不会损害精子和卵子质量的方式作为过渡。

不宜受孕的工作环境

在一些工作环境中，某些物理和化学等因素会影响受孕的质量，如高温、放射线、噪声、振动等物理因素，以及铅、汞、镉、砷等金属、农药等化学因素，这些都应尽可能避免接触。如果备孕女性的工作包括抬举重物，医生也会建议其调动工作。此外，夫妻双方都要避免待在新装修的房屋里。这些都会影响女性受孕的机会和质量，或者给胎儿带来危害。

所以，女性在怀孕前调换一个较为安全的工作是合乎情理的，至少要尽量避免这些危害。一旦怀孕就应该有进一步保护自己的措施。

其他不宜受孕的情况

备孕夫妻最好不要在病中求孕。女性若患有心、肝、肾、肺等慢性病，尤其在这些器官功能不正常时不宜受孕，应根据医生建议，积极治疗后再诊断是否可以怀孕。患有急性传染病，如流感、风疹、传染性肝炎等，易造成胎儿畸形，夫妻需彻底治愈后再怀孕。施行了生殖器官手术的女性，术后 3 个月才能怀孕。

另外，新婚后不宜马上怀孕。因为，新婚之际，忙于应酬，情绪始终处于亢奋状态，体力消耗加大，内分泌不太稳定，此时怀孕并不合适。

积极备孕的身体准备

夫妻双方的身体情况是孕育一个健康宝贝的基础。只有准妈妈身体状况良好，才能产生健康的卵子；只有准爸爸身体状况良好，才能产生优质的精子。夫妻双方都把自己的身体调整到最佳状态，自然能够实现优生优育的愿望。

夫妻双方做好健康体检

虽然现在没有婚检的硬性规定，但是为了宝宝的健康和出色的未来，怀孕前 6 个月做一次全面的孕前体检仍然是非常必要且重要的。

● 孕前体检可以调整夫妇在最佳状态下怀孕，符合优生学宗旨，同时孕前体检可以减少孕期并发症，对孕期护理和孕妇的健康都有很大的好处。

● 有很多夫妇因为没有做孕前体检，不了解身体状况，从而导致怀孕后被检查出子宫内胎儿带有各种缺陷，这种现象正在日益增多。也有一些宝宝在出生后被检查出有各种不同程度的生理缺陷，如先天性心脏病、遗传性近视等。

● 无论是育龄女性还是育龄男性，或轻或重都会有一些生殖系统感染。某些育龄女性存在症状不明显、不易被察觉的感染，通过孕前检查化验可以及时发现这些症状并尽早治疗；某些男性也有不易使妻子受孕的疾病，通过孕前体检也可以及早找到原因，进而找到解决或治疗的方法。

● 特别需要注意的是，孕育生命的过程中，能够与卵子结合的精子并不都是优秀健康的，精子质量不好或者数量不足，受精卵异常的概率就大，不能成功孕育或者受孕后胚胎质量不高的情况就会发生。所以，为了保证胎儿的健康，准爸爸也要进行必要的孕前体检，及时发现、排除一切不良因素，为孕育一个健康的胚胎做出努力。

● 一般性的体检不能代替孕前体检，因为一般性的体检是以最基本的身体检查为主的，检查结果不能对是否适宜怀孕做出有效的判断。

影响怀孕的常见疾病防治

如前所述，有些疾病会影响怀孕的过程和结果，为了慎重起见，应该积极防治这些常见的疾病。患有这些疾病的女性，应该待康复后再怀孕。

◎阴道炎：孕前一旦发现自己有白带增多、外阴瘙痒等症状，应立即去正规医院进行治疗，治疗时间通常需要 1 ~ 3 个月，治疗期间应避免性生活。

◎宫颈炎：宫颈炎的治疗主要采取局部治疗，常用的方法有上药、激光、冷冻等，治疗时间 1 ~ 3 个月。

◎盆腔炎：生活中要注意卫生，避免生殖器官感染。治疗多采用口服消炎药、中成药以及理疗的方法，治疗期间要注意加强营养，多运动，以提高身体的免疫力。

◎牙周炎：孕前要去医院做一个全面的牙周检查和诊断，如果查出患有牙周疾病要及时治疗。平时要注意牙周保健，做到饭后漱口、睡前刷牙，彻底清除残留在口腔中的食物残渣。

给身体排排毒

人体每天都会通过呼吸、饮食和皮肤接触等方式，从环境中吸收毒素，当这些毒素在机体内蓄积时间太久而得不到排出时，就会对人的健康造成危害，这种危害对孕妇和胎儿尤甚。为顺利迎接胎儿的到来，备孕的准妈妈有必要清理一下身体，排出毒素。

通过饮食调理，安排营养又排毒的膳食，是比较有效且安全的排毒方法。日常生活中，只要多吃一些有助于排毒的食物，如动物血、新鲜的水果蔬菜等，同时戒烟戒酒，就能达到很好的排毒效果。

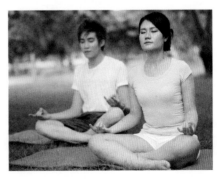

运动排毒是另一种最原始和有效的方法。通过运动让身体出汗，皮肤的汗腺和皮脂腺能够通过出汗的方式排出其他器官无法排出的毒素。

保持正常体重

无论准妈妈还是准爸爸，孕前太胖或太瘦都是不利于怀孕的。对准妈妈来说，太瘦或太胖都会影响受孕，且太胖会增加孕期患妊娠高血压综合征、妊娠糖尿病的概率。对准爸爸来说，身体过胖或过瘦都会影响精子的质量。

BMI 是一个测量身体体重指数的计算公式：

$$BMI（体重指数）=体重（千克）÷[身高（米）]^2$$

如果 BMI 在 20 和 24.9 之间，说明准妈妈准爸爸的体重在正常范围内，只需注意均衡饮食即可；如果 BMI 小于 20，说明准妈妈、准爸爸偏瘦，需要补充营养；如果 BMI 大于 25，说明准妈妈、准爸爸体重有些超重，需将体重减至标准范围内。举例来说，如果体重为 50 千克，身高是 1.6 米，那么，BMI 值 $=50÷1.6^2$，结果为 19.5，小于 20，可判断为偏瘦。

备孕期锻炼计划

准备怀孕的准爸爸和准妈妈，可以在计划怀孕的 3 个月前制订健身计划，加强运动，让身体更加强壮。运动要以舒缓的有氧运动为主，常见的有氧运动项目有快走、慢跑、游泳、骑自行车、跳健身舞、跳绳、做韵律操等。建议每周至少锻炼 3 次，每次 30 分钟，保持这种运动强度就可以调动体内抗氧化酶的积极性，起到增强体力的作用。

备孕期运动以运动后不会过于劳累为度，要做到量力而行。特别是做瑜伽时，不要过分追求动作的标准度，以免伤害肌肉和韧带。如果准妈妈平时缺乏锻炼，或者身体素质较弱，要避免突然进行高强度的体能锻炼，造成体力不支而出现头痛、头晕的现象。准妈妈可以循序渐进，慢慢增加运动量和强度。运动过程中会不断地流失水分，最好每隔 15 ~ 20 分钟补水一次，不要等到有口渴的感觉后再补水。

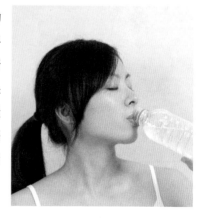

孕育健康宝贝的营养储备

想要孕育一个健康聪明的宝贝，准爸爸和准妈妈在营养储备上决不能大意。很多营养素是需要孕前就开始补充的，它们能为备孕夫妻的优生梦想保驾护航。

备孕期所需营养素

◎叶酸：叶酸是一种水溶性B族维生素，它参与人体新陈代谢全过程，是合成人体重要物质DHA的必要维生素。为了避免胎儿出现无脑、脊柱裂等神经管畸形，准爸爸、准妈妈应从孕前3个月开始在医生指导下服用叶酸。

◎钙：怀孕后，孕妈妈身体里现有的钙质会大量转移到宝宝的身体里，满足胎儿骨骼发育的需要，所以孕妈妈消耗的钙量要远远大于普通人。理想的补钙时间，应该从准备怀孕时开始。

◎维生素E：能促进性激素分泌，增加女性卵巢功能，使卵泡数量增多，黄体细胞增大，孕酮的作用增强；同时，维生素E还能促进男性精子的生成及增强其活力。因此，准爸爸、准妈妈可以通过食用富含维生素E的食物来补充。

改变不良饮食习惯

◎偏食、挑食：偏食的人容易缺乏某些营养，这样不仅对身体健康不利，还会影响精子和卵子的质量，不利于怀孕。有偏食习惯的准爸爸、准妈妈，需要在孕前10个月开始调整自己的饮食结构和习惯，做到营养全面均衡。

◎吃得过甜、过咸、过辣：吃过甜食物容易使体重增加；吃过咸食物会使体内钠含量超标，从而引起水肿；辣椒、花椒等调味品刺激性较大，多食会影响消化、引起便秘。

◎无节制进食：孕前加强营养储备是正确的，但不可无节制地进食。无节制进食首先对消化不利，其次容易引起肥胖，而肥胖不仅会影响内分泌功能，不利于受孕，还会增加孕期患妊娠高血压综合征、妊娠糖尿病的概率。

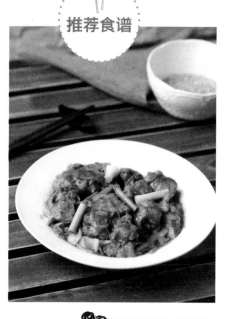

鲜菇蒸土鸡

原料 平菇 150 克，土鸡 250 克，葱段 10 克，姜丝 5 克

调料 盐 3 克，生抽 5 毫升，料酒 7 毫升，干淀粉 8 克

做法

❶ 土鸡切块装碗，加料酒、姜丝、葱段、生抽、盐，腌至入味。

❷ 倒入干淀粉，拌匀，将洗净的平菇撕碎，铺在鸡肉上。

❸ 备好电蒸锅烧开，放入土鸡肉，盖上盖。

❹ 待时间到，掀开锅盖，将鸡肉取出，倒扣在盘中即可。

功效：土鸡富含蛋白质、烟酸、钙、磷、铁、铜等营养成分，可增强人体免疫力、健脾养胃、壮骨强身，尤其适合备孕期食用。

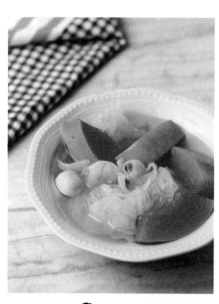

木瓜银耳汤

原料 木瓜 200 克，枸杞 30 克，水发莲子 65 克，水发银耳 95 克

调料 冰糖 40 克

做法

❶ 洗净的木瓜切块，待用。

❷ 砂锅注水烧开，倒入木瓜，放入银耳。

❸ 加入洗净泡好的莲子，搅匀。

❹ 大火煮开后转小火续煮 30 分钟至变软。

❺ 揭盖，倒入枸杞，放入冰糖，搅拌均匀。

❻ 加盖，续煮 10 分钟至食材熟软入味；关火后盛出煮好的汤，装碗即可。

功效：木瓜含有胡萝卜素和维生素 C，能帮助机体修复组织，排出有毒物质，增强人体免疫力；银耳可补脾开胃、益气清肠。

迎接宝贝的心理准备

除了身体上的准备之外，在孕前做好充分的心理准备也是必不可少的。毕竟，宝宝的到来会给家庭生活带来很大的改变。有必要在心里先问问自己："我做好准备了吗？"

制订怀孕计划

怀孕和生育计划应该在结婚后尽早制订。首先明确近期是否打算要孩子，一旦确定了要孩子，就要制订一个详细的怀孕计划。这个计划要充分考虑到夫妻的健康状况、年龄、家庭经济状况、生活环境、工作安排，甚至包括日后孩子的哺养和教育问题。在此基础上，夫妻双方共同孕育孩子，对于家庭的幸福和稳固有着不可估量的作用。

做好为人父母的准备

养育孩子是夫妻双方共同的责任和义务，怀孕前夫妻双方要做好为人父母的心理准备——彼此之间的关心与体谅从孕前就应该开始。有心理准备的孕妈妈与没有心理准备的孕妈妈相比，前者的孕期生活要顺利、从容得多，妊娠反应一般也轻得多。

怀孕后，女性体形、体重等方面会发生很大变化，身体变得笨重，行动变得不便。所以，准妈妈要明白，怀孕、生产是女性必经的一个阶段，虽然会给自己的精神和体力带来很大的消耗，给生活带来诸多不便，但同时也会带来幸福感和喜悦感；准爸爸也要做好在生活上多关心和照顾准妈妈的心理准备，愉快地接受怀孕这个事实。

消除生男生女的心理压力

在生男生女的问题上，女性承受的压力往往是比较大的。女性要学会给自己减压，让自己从思想上解放出来。现代社会，人们对男女性别有了更新的认识，女性地位比以往有了明显提升，多数家庭都已接受"生男生女都一样"的新观念。因此，准爸爸、准妈妈一定要打破重男轻女的陈旧思想。

营造利于受孕的生活环境

营造一个利于受孕的生活环境也是优生优育的重要环节之一。准爸爸、准妈妈有必要调整工作与生活的状态，从生活的方方面面为怀孕做好准备。

调整工作与生活状态

怀孕是一件很辛苦的事情，所以需要体力的储备。如果打算孕育下一代，准妈妈就不能再像以前那样从事高强度的工作，要适当降低自己的工作强度，为怀孕蓄积能量。如果因工作原因需要出差，可以与领导进行沟通，告知领导自己有怀孕的打算。不是非去不可的情况下，可以推荐别的同事代为出差，相信通情达理的领导会准许的。这样，自己的工作、生活便会调整到一个相对轻松和愉悦的状态，更有利于受孕。

暂时远离宠物

宠物的确能给生活带来很多乐趣，但是在与宠物的亲密接触中，人体很有可能会感染上一种叫作弓形虫的寄生虫。一旦准妈妈被感染，就很容易导致胎儿发育畸形或智力低下。所以，在准备怀孕时，可以暂时将宠物交给其他人去养，或者将宠物送人。

几乎所有的哺乳动物与鸟类都携带有弓形虫，其中又以猫最为突出。研究发现，猫和其他猫科动物是弓形虫的终宿主。当人在和小动物嬉闹时，身体被小动物舔到就有可能被传染。除与小动物接触会被传染外，接触动物的粪便也会被传染。弓形虫卵囊会随着动物的粪便排出体外，干燥后形成只有通过显微镜才看得见的"气溶胶"随风飘散，可经由呼吸道进入人体，之后通过血液播散到全身，使人感染上弓形虫病。

如果实在舍不得送走宠物，那么一定要小心谨慎，加强防范。不要让宠物舔准妈妈，尤其不要舔脸；与宠物保持一定的距离，不要让宠物进入卧室，更不要和宠物共寝。

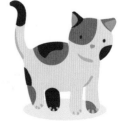

布置温馨的居家环境

居家布置的总原则是温馨、舒适，避免有毒、有害物质。比如，创建一个远离噪声、振动等物理因素的安静环境；屋内的湿度和温度保持适宜；居室中的色彩搭配要明丽、欢快，给孕期妈妈带来良好心情；怀孕前不要装修房子，减少甲醛等有害物质的伤害；带有辐射性的电器（如电脑、冰箱、微波炉等）要远离卧室；房间要通风，保持空气新鲜，等等。

具体布置时还应对居住空间和家具等物品进行合理的规整，以给孕妈妈带来更多便利。比如，将可能绊脚的物品重新放置，以免怀孕时被绊倒；整理一下衣柜和厨房，将经常使用的东西放在孕妈妈站立时便于取放的地方；将家里的晒衣架或者晒衣绳适当调低，方便怀孕时晾衣服，等等。还可以考虑给未来宝宝布置一个婴儿房，在婴儿房内可适当地添加一些婴儿用品，如贴一些色彩欢快的图片、一些可爱的宝宝照片等。

改变不良生活习惯

改变对精子不利的生活习惯

① 避免接触有害物质。② 尽量少接触电磁辐射。③ 避免不良的气候环境。人在气候寒冷、高原缺氧的环境中，由于机体不适应，内分泌的功能必然受到影响。④ 戒除吸烟、酗酒、吸毒等不良嗜好。⑤ 节制性生活：性生活频繁，会使精液稀少，每 3 ~ 4 天性交 1 次，精子的质量最高。⑥ 避免暴露在高温环境中。

改变对卵子不利的生活习惯

① 规律作息：经常熬夜、生活作息混乱，生物钟会被打乱，直接影响内分泌平衡。② 保持身体健康。③ 调理好子宫环境：一旦月经周期或经血情况有变，应该积极治疗、调理，然后再考虑受孕。

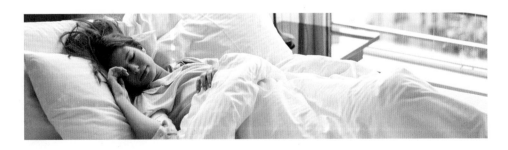

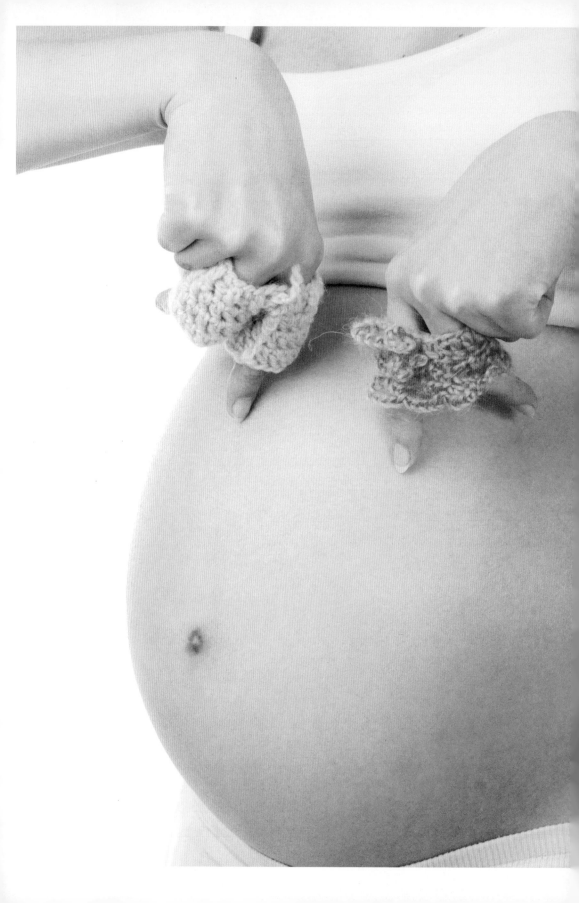

Chapter 02

孕妇保健，十个月的好"孕"体验

　　"小天使"在妈妈肚子里需要经过漫长的十个月，这十个月对孕妈妈来说是既辛苦又幸福的过程，辛苦的是每个月都要面临一系列的产检和身体的不适，幸福的是每天都能在宝宝一点一滴的变化中感受到母子连心的幸福和满足。本章内容涵盖产检、孕期不适、饮食调养、胎教等多方面，可让孕妈妈顺利度过孕期。

孕早期，好"孕"生活的开始

孕早期，孕妈妈多少会有点紧张，尤其是对于初孕的妈妈来说，好"孕"生活也会给孕妈妈和家庭带来不小的变化。虽然这个阶段孕妈妈的身体从外表看变化不大，但还是会有不少早孕反应出现，孕妈妈应根据身体情况多加调养。

孕妈妈的身体变化和宝宝的生长发育

月份	孕妈妈的身体变化	宝宝的生长发育
孕1月	有些孕妈妈的食欲开始下降，口味也跟孕前有所不同；孕妈妈乳房会变大，乳头会有胀痛感，乳晕的颜色也会变暗；孕妈妈的不适反应还不明显，子宫的大小与孕前基本相同，变化不大	身长大约1毫米，重约1克；宝宝还在胚芽阶段，外表还不具备人的特征，头部占了身体的一半，胳膊和腿正在发育
孕2月	妊娠反应明显，不少孕妈妈会出现精神不振等现象；孕妈妈的情绪开始受到影响，经常会感到心烦意乱；平时月经规律的孕妈妈已经停经了；孕妈妈子宫的大小跟鹅卵差不多，腹部还没有增大的痕迹	身长2～3厘米，重约4克；头、身、手的形态已经可以区分，心、胃、肠、肝等内脏和脑部器官已经开始分化；通过超声波检查，可以明显感觉到宝宝的心跳
孕3月	孕妈妈的早孕反应还没完全消退，孕期的不适症状越来越明显，而且越来越多。下腹部已经有些微微隆起，但从外表看还不是很明显	身长约7厘米，重约14克；宝宝的眼、鼻、口等器官已经清晰可见，手、足、头等部位已经发育，手指已经有指纹，脑细胞基本发育完成，肾脏、外阴也已经长成，内脏发育良好

孕早期产检要点

一般来说，准妈妈怀孕 12 周时，应该去正规医院的妇产科做第一次产前检查，同时建立健康档案。

第一次产检内容

在第一次产检时，医生一般会测量准妈妈的身高、体重、宫高、腹围，给准妈妈进行全身各系统的体格检查，并核对孕周。如果怀孕超过 12 周，医生还会测听宝宝的胎心音。可能还会有一系列的实验室检查，包括血常规、肝功能、尿检、心电图检查等。

第一次产检需要做哪些准备

◎ 准妈妈去医院最好有人陪伴，应注意穿着舒服宽大易于穿脱的衣服。

◎ 产检时，医生一般会有针对性地询问一些问题，如准妈妈的年龄、职业、月经初潮时间、月经周期、月经量及末次月经时间、以前的孕产经历、流产史、避孕情况、疾病史、药物过敏史、生活习惯，以及准爸爸的健康情况和双方的家族遗传病史等。准妈妈和准爸爸可以一起提前仔细考虑一下这些问题，这样有助于向医生提供更全面的信息，以保证母婴健康。

◎ 有些医院规定建档只在某些时间内进行，因此，准爸爸、准妈妈最好提前咨询。记得带上夫妻双方的身份证、准生证、母子健康手册。

◎ 准妈妈第一次去医院检查，一定要空腹以便采血。

①第一次产检需要先做 B 超和心电图，结果正常再抽血，而医院早上人比较多，为避免准妈妈空腹等待的时间过长，准妈妈可以在前一天下午先去医院做 B 超和心电图，让医生给开好抽血单，然后交好费，第二天一大早直接空腹去抽血就行了。

②孕妈妈听胎心音前，要放轻松，保持心平气和，以使胎心监测客观反映胎宝宝的状况。听胎心音时最好选择一个舒服的姿势，避免平卧位。

孕妈妈和宝宝的营养需求

关键营养素	营养功效	每日摄入量	明星食材
蛋白质	蛋白质是人体所必需的营养素，它直接参与人体内各种酶的催化作用、激素的生理调节作用、血红蛋白的运载作用和抗体的免疫作用等。胚胎的生长发育、胎盘的增长和孕妈妈的身体需求都需要大量的蛋白质	80～85克	猪肉、牛肉、鱼、鸡蛋、牛奶、豆类、坚果
糖类	孕妈妈新陈代谢的变化，脑力活动和红细胞的代谢都需要糖类供应能量，如果糖类摄入不足，孕妈妈就没有足够的体力和营养供宝宝生长发育，会对宝宝早期的发育造成不良影响	约150克	小麦、高粱、甘蔗、红薯、葡萄、香蕉
脂肪	脂肪是宝宝大脑发育不可缺少的营养素，同时具有安胎的作用。如果孕妈妈缺乏脂肪，就会造成热量摄入过少和必需脂肪酸的缺乏，影响宝宝智力发育	20～30克	动物内脏、畜肉、禽肉、奶制品、植物油、坚果
叶酸	叶酸在孕早期十分重要，可以为宝宝提供细胞发育分裂过程中所必需的营养物质，是宝宝神经发育的关键营养素，对预防宝宝神经管缺陷和唇裂等先天性疾病具有重要作用	约400微克	猪肝、豆制品、蛋类、菠菜、莴笋、橘子、香蕉

饮食宜忌

孕早期，孕妈妈要注意饮食，重视早餐，饮食宜清淡，多吃鱼，同时注意不要营养过剩，最好不要吃油条。

孕早期饮食宜清淡

孕早期，孕妈妈适合吃清淡易消化、新鲜少异味的食物。因为在孕早期，多数孕妈妈的胃口不好，会有不同程度的恶心、呕吐、偏食、不能闻某种气味、疲倦等早孕反应。

一定要吃早餐

有些孕妈妈在怀孕前就有睡懒觉的习惯，很多时候都是早餐、午餐合为一餐。但是怀孕之后这种习惯必须改掉，因为早餐对孕妈妈及胎宝宝来说都十分重要，早餐摄取的营养素及能量对血糖的调控有重要的意义。

孕妈妈要多吃鱼

鱼类含有丰富的氨基酸、卵磷脂、钾、钙等营养物质，这些都是胎儿神经系统发育的必要物质。女性孕期每周吃鱼，婴儿出生后患湿疹的概率会下降43%。经常吃鱼的孕妇发生早产和生出体重较轻婴儿的可能性要远远低于平时不吃鱼或很少吃鱼的孕妇。

忌营养过剩

一些孕妈妈片面地认为吃得越好，营养越丰富，对胎宝宝越有利，故在孕期饮食采取"多多益善"和"见好就吃"的态度，结果造成孕妇体重增加过快，极易产生巨大儿，不仅给分娩造成困难，还是孕妈妈产后发胖的原因之一。

忌吃油条

在孕早期，尽量不要吃油条。油条在制作时，加入了一定量的明矾，而明矾是一种含铝的无机物。炸油条时，每500克面粉就要用15克明矾。明矾中的铝会通过胎盘，侵入胎儿的大脑，易形成大脑障碍，增加痴呆儿的发生概率。

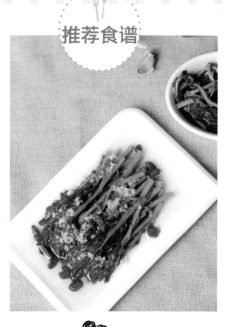

上汤西洋菜

原料 西洋菜 150 克，大蒜 10 克，枸杞 3 克，上汤适量

调料 鸡精 3 克，盐 5 克，味精、食用油各适量

做法

❶ 热锅注油，放入大蒜，炸香，捞出。

❷ 锅底留油，倒入清水，加入少许鸡精、盐、味精，搅匀烧开；倒入洗净的西洋菜，焯煮半分钟至熟，捞入碗内备用。

❸ 热锅注油，倒入上汤，加入盐、鸡精、味精，搅匀；倒入大蒜、枸杞，煮沸，制成汤汁，浇在西洋菜上即可。

功效： 西洋菜富含维生素 C、纤维素、钙、磷、铁，还含有多种氨基酸。本菜品清淡易消化，适合孕早期的孕妇食用。

菊花草鱼

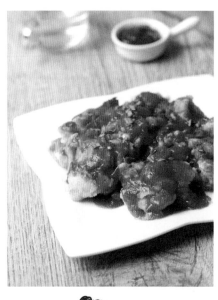

原料 草鱼 900 克，西红柿 100 克，葱花少许

调料 盐、白糖各 2 克，生粉 5 克，水淀粉 5 毫升，料酒 4 毫升，番茄酱、食用油各适量

做法

❶ 西红柿切丁；草鱼取肉，切一字刀，装碗，加 1 克盐、料酒、生粉，腌至入味。

❷ 用油起锅烧热，放鱼肉，炸至金黄捞出。

❸ 另起锅注油，放入西红柿、番茄酱，炒出汁；加水、盐、白糖、水淀粉勾芡成酱汁；关火后盛出酱汁，浇在鱼肉上，撒上葱花即可。

功效： 草鱼含有蛋白质、不饱和脂肪酸、钙、磷、铁，可促进血液循环、平降肝阳、滋补开胃，可为孕吐反应严重的孕妈妈补充所需的营养。

山药脆饼

原料　面粉 90 克，去皮山药 120 克，豆沙 50 克

调料　白糖 30 克，食用油适量

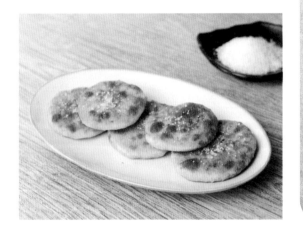

做法

❶ 山药制成山药泥，装碗；倒入 80 克面粉、40 毫升清水，拌匀，一起倒在案台上；揉搓成纯滑面团，饧发 30 分钟；取出面团，掰成数个剂子，压成圆饼状。

　擀成面皮，放豆沙，制成圆饼坯，炸透，撒白糖即可。

功效： 山药有补脾养胃、生津益肺等作用，孕妇脾胃功能较弱，可以在孕早期适量食用，不仅有助于消化，而且营养丰富。

燕麦小米豆浆

原料　燕麦、小米各 30 克，水发黄豆 50 克

做法

❶ 将已浸泡 8 小时的黄豆倒入碗中，再放入小米、燕麦。
❷ 加入适量清水，用手搓洗干净，倒入滤网中，沥干水分。
❸ 把所有材料倒入豆浆机中，注入适量清水，打成豆浆。
　将豆浆装碗，撇去浮沫即可。

功效： 燕麦中维生素 A、B 族维生素和锌的含量都很丰富，还有较多的磷、钾、钙等矿物质，妊娠反应较为严重的孕妈妈早上可以喝一杯燕麦豆浆。

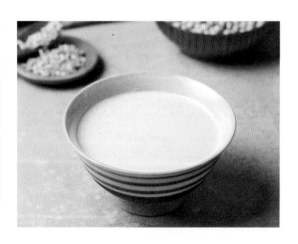

孕早期不适与疾病应对策略

孕早期，孕妈妈可能遇到一系列早孕反应，这是怀孕的第一个难关。此时，巧妙应对这些不适非常重要。

孕吐

孕吐是孕早期的一种常见反应，一般在怀孕的第二个月出现，当孕早期结束时，也就是孕 12 周之后逐渐减轻或者消失。孕吐的主要症状是恶心、呕吐，尤其是早上起床时或闻到油烟味等气味时，更容易加重恶心反应。另外，由于孕吐，孕妈妈还会出现体重下降、气色不佳、易疲劳、嗜睡等症状。

孕早期是胚胎的形成时期，对营养素需求的增加不太明显，只要孕吐不严重，持续时间不长，孕妈妈每天能吃进一定量的食物，呕吐对孕妈妈和宝宝的影响就不会很大。

应对孕吐的办法有很多，比如可以吃一些有助于缓解症状的食物，如牛奶、酸奶、姜、麦麸饼干、面包、麦片、八宝粥、玉米、新鲜蔬菜、柠檬、苹果、梨、香蕉、草莓、橙子、花生米、核桃仁、松仁等。除此之外，缓解孕吐的措施还有：

● 可以在手帕上滴几滴不会感到恶心的果汁（如柠檬汁），当闻到"难闻"的气味时可应急使用。

● 避免吃过于油腻、味道过重的食物，它们会使孕妈妈恶心或心悸。

● 尽可能多地变换就餐环境，这样能激发食欲。若见到想吃的食物要马上吃，不要等到拿回家再吃，因为有可能等到回家之后，就不再想吃了。

● 少食多餐。即便是再想吃的东西，也不要一次吃很多，控制食量，会使自己的感觉好很多。

● 凉的食物较容易接受，只要不是油腻的食物，都可以放凉后食用，有助于减轻孕吐反应。

● 身心放松很重要。妊娠反应是生理反应，多数孕妈妈一两个月就会过去，因此要以"向前看"的心态度过这一阶段。

白带增多

白带是阴道黏膜的渗出液，由子宫颈与子宫内膜腺体分泌物等混合而成。它与月经一样是女性正常的生理现象。怀孕之后，女性盆腔的血液供应丰富，会出现白带增多的现象，这是正常的，不必担心。

白带增多时，首先，要注意卫生。每天用温开水清理外阴，但要注意的是不要清洗阴道里面，更不要使用肥皂或阴部清洁剂；每天换洗内裤，有阳光的时候一定将内裤放在阳光下暴晒，并且内裤最好是选用棉质等透气性比较好的材质；为了避免交叉感染，孕妈妈应该有单独的浴巾和水盆；大便完之后，应由前向后擦拭，以免把残留的脏物带到阴道里，引起感染。其次，要增强营养，多吃蛋白质、维生素、矿物质丰富的食物，如新鲜蔬菜、水果、瘦肉等。

如果遇到白带异常的情况，最好去医院做检查，然后接受治疗，力争在孕 8 月前治愈，以免胎儿经过产道时，眼睛感染而受伤害。

精神不振

很多孕妈妈在孕早期会出现浑身乏力、疲倦、精神不振等症状，这些都是正常的早孕反应，不用过于紧张。怀孕早期，为了给胎儿提供一个好的成长环境，孕妈妈体内的激素会发生变化，身体也会出现一系列的变化，这是在所难免的。大多数孕妈妈在怀孕三个月后这些症状就会自然好转或消失。

应对精神不振的方法也很简单，如果是在家里，感到困倦的时候就尽量休息，以保证充足的睡眠，不用刻意坚持，当然也不要整天睡在床上。如果是在上班，也可以抽空小憩一下，多吃些水果或者吃些小零食，如吃话梅来提提神，还可以适当补充些蛋白粉，这样精神会更好。

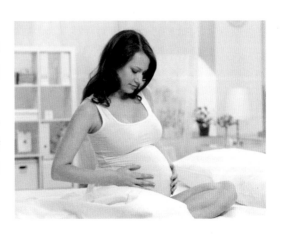

先兆性流产

先兆性流产指出现了流产的征兆，但实际还没有发生流产。其具体的症状就是，胚胎仍然具有生命力，但阴道有少量出血，并伴随腹部疼痛。阴道的出血量不会超过月经的出血量。先兆性流产是一种过渡状态，经过保胎治疗，症状消失后可继续妊娠，但如果治疗无效，就会发展成为流产。预防先兆性流产，需要注意以下一些方面：

◎生活规律。孕妇要养成良好的生活习惯，作息规律，最好保证每天8小时睡眠。

◎合理饮食。孕妇要注意选择食用富含维生素和微量元素且易于消化的食物。

◎注意个人卫生。孕妇要勤洗澡、勤换内衣裤，特别要注意阴部的清洁。

◎保持心情愉快。孕妇要注意调节自己的情绪，尽量保持心情舒畅。

◎定期进行产检。定期产检能及时发现和处理妊娠中的异常情况，确保胎儿健康。

消化不良

孕期消化不良是正常现象，因为孕妈妈体内的孕激素含量增加，胃肠蠕动减弱，胃酸分泌增加，加上逐渐增大的子宫压迫胃肠，这些都会导致消化不良。

一般来说，孕期出现消化不良时不建议用药，最好通过饮食调理，但如果症状比较严重，导致食欲严重下降，无法进食时，可以在医生的指导下适当用一些成分相对安全的助消化药物。

食欲不振时应少吃多餐，吃一些清淡、易消化的食物，如粥、豆浆、牛奶、水果等，少吃甜食及不易消化的油腻荤腥食物。待食欲改善后，可增加蛋白质丰富的食物，如肉类、鱼、虾和豆制品等。

精神方面的不良刺激，也可能会导致消化不良。孕妈妈可以多听音乐或观赏美术作品，以使自己心情愉快。为增加食欲，孕妈妈保持适当的运动是必不可少的，每天散散步，做一些力所能及的工作和家务，不仅促进消化，还有利于胎儿的生长。

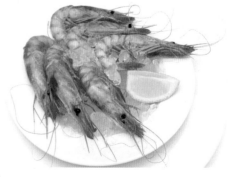

头晕

头晕是孕期常见的症状，孕妈妈容易出现头重脚轻、走路不稳甚至昏厥的现象。每个人的体质不同，有的孕妈妈在整个怀孕期间都会被此类问题困扰。孕期头晕要以不同情况分别对待。

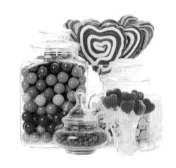

孕早期由于发生呕吐，便会吃得很少，导致血糖偏低，细胞能量减少，孕妈妈容易出现乏力、头晕、冷汗、心悸等不适症状。有头晕症状的孕妈妈早餐适当多吃一点，且营养要丰富，保证有牛奶、鸡蛋等。孕妈妈还可随身携带奶糖，一旦出现头晕，马上吃奶糖可使头晕症状得到缓解。

孕妈妈贫血时，也会有头晕的表现。这类孕妈妈平时应摄入富含铁质的食物，如动物血、猪肝、瘦肉等。一旦发生贫血，应该紧急补铁，纠正贫血。

便秘

便秘是怀孕早期的一种普遍现象，这是由于高水平的孕激素使得肠道肌肉松弛、消化能力降低而引起的。患便秘的孕妇容易出现食欲不佳、胃肠功能失调等症状。如果便秘比较严重，肠内会积聚过多不能被排泄的代谢物，从而导致中毒，这对自身与胎儿都不利。

孕期便秘轻松应对措施：

◎通过科学饮食改善便秘。饮食中加入适量的粗粮，注意粗粮细粮搭配，常吃新鲜蔬果，晨起可空腹饮用一杯温开水，这些都有助于排出体内废弃物质。

◎养成定时排便的习惯。最好每天一次，有便意时要及时如厕，不要等、忍，尤其是孕前已经有便秘症状的孕妈妈更要养成定时排便的习惯。

◎经常运动。怀孕后一方面要注意休息，保证身体安全，但是不可静养过度，健康的身体也需要适量的运动。

◎每日适当进行腹部按摩。双手轻轻按压腹部，按照右下、右上、左上、左下的顺序柔缓地按摩，每日2或3次，一次10～20圈，可促进肠道蠕动，促进排便。

生活保健

孕早期，孕妈妈处在流产高发的时期。在生活细节上，孕妈妈要特别注意，照顾好自己的同时也要照顾好宝宝。

远离有污染的环境

居住环境的好坏不但关系到孕妈妈个人健康与否等问题，而且关系到腹中胎儿是否能健康生长发育等一系列的问题。因此，准妈妈和准爸爸一定要努力创造良好的居室环境，远离有污染的环境。

目前城市的空气质量依然不容乐观，孕妇出行建议戴上口罩。对于室内环境，应该进行环境污染检测。室内的甲醛污染和苯污染时有发生，新置的房屋很容易散发出甲醛等有害气体，为了保证孕妇和腹中胎儿的健康，一定要进行检测以确保安全。必要时可采用物理、化学、生物方法进行治理。运用活性炭对污染源进行吸附或者使用空气触媒、甲醛清除剂等；室内多摆放绿色植物，如吊兰、绿萝等，可以帮助净化空气。

另外，噪声污染对孕妈妈的危害也很大，强烈的噪声会使孕妈妈内分泌紊乱，可能导致流产。孕妈妈应该积极采取多种措施减少噪声污染，远离歌舞厅、建筑工地等噪声强度大的场所。

避免激烈运动

孕妈妈刚开始运动时，运动量要小，等到身体适应以后再逐渐增加运动量，不要一开始就做大量的运动，以免身体承受不了。最好听从医生的指导建议，以保障运动安全有效。在运动中倘若出现任何疼痛、气短、出血的现象，应立刻停止运动，并去医院就诊。

孕早期，孕妈妈要多做缓慢的有氧运动，如散步、瑜伽等，白天可以定时定量做一两项。日常的家务劳动如扫地、拖地、擦桌子、买菜也可以做，不过若是出现严重反应，就要减少家务劳动。

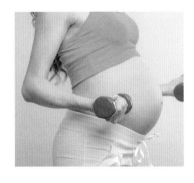

不是每个孕妈妈都适合运动的，假如孕妈妈曾经有过先兆流产、早产、羊水过多或者过少等情况，为了安全，可以不进行运动。

远离烟酒、咖啡

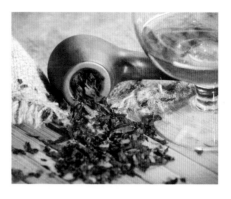

孕妈妈吸烟后，血中的一氧化碳含量增加，使胎儿血中一氧化碳的含量也随之增加，进而导致组织缺氧；在怀孕早期还可使胚胎分化不良。烟中的尼古丁可使子宫收缩，影响胎儿绒毛膜的血液供应，造成胎儿营养缺乏、体重不增，发育迟缓甚至停止。孕妈妈吸烟，新生儿唇裂、腭裂的发病率明显升高；先天性心脏病的发生率增加一倍。孕妇饮酒也会严重危及胎儿的健康发育。每天饮50~100毫升烈性酒的孕妇，有10%的新生儿智力发育迟缓，生长缓慢及面部畸形；每天饮150毫升酒的孕妇，则有30%~40%的新生儿会发生类似的情况。因此，孕期女性应该远离烟酒。

怀孕的女性也不要过多饮用或食用咖啡、茶及其他含咖啡因的饮料和食物。咖啡因作为一种能影响到女性生理变化的物质，可以在一定程度上改变女性体内雌激素的比例，从而间接抑制受精卵在子宫内的着床和发育。

注意个人卫生

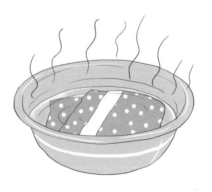

孕妈妈在妊娠期要特别注意个人卫生，应每天清洗外阴，防止发生生殖系统炎症等疾病。阴道是内生殖器官与外界相通的地方，细菌易于侵入。它的位置十分不利，阴道的后方便是肛门，粪便里有大量的细菌，极易污染阴道。特别是有些孕妈妈患有外痔，大便后如不清洗，更易弄脏内裤，污染阴道及泌尿道。

孕妈妈体内雌激素会随着孕周的增加而逐渐增多，促使子宫颈、子宫内膜的腺体分泌，尤其是到孕晚期，白带会越来越多。如果护理不当，就可能引起外阴炎和阴道炎，导致胎儿在出生经过阴道时被感染。因此，孕妈妈在白带增多时，每天可用温开水清洗外阴2或3次，但不要清洗阴道。内衣裤可用热水烫洗或在阳光下暴晒，达到杀菌的目的。

皮肤护理

● 妊娠会改变孕妇体内激素水平，从而影响皮肤的蓄水能力和皮脂膜的完整性，因此，孕妈妈较平时更容易出现皮肤干燥、敏感、长斑、长痘、妊娠纹等问题。在怀胎的前三个月，胎儿很不稳定，在这期间不要乱使用化妆品和护肤品。因为护肤品成分或多或少能通过皮肤进入血液循环，直接影响胎儿的生长发育。孕妈妈要选择安全、无添加的孕妇专用产品，并选择以基础的清洁润肤、保湿滋养功能为主的产品。

● 孕妈妈日常饮食要注意营养均衡，多吃富含优质蛋白质、B族维生素、维生素C的食物，少吃辛辣、刺激性的食物。每天饮入足够的水，保持良好的心情，保证充足的睡眠。夏季避免阳光对皮肤的直射，外出时一定要涂上防晒霜。为减少和防止妊娠纹，要注意适当控制体重增长的速度，还可利用橄榄油或润肤油进行适当的皮肤按摩，增加肌肤的弹性。

口腔护理

为避免牙齿在孕期出现问题，孕妈妈每天至少要刷牙2次，进食后漱口，食用含氟牙膏以及头小毛软的保健牙刷，而且每3个月要更换一次牙刷。不建议孕妈妈随意长时间使用药物牙膏，特别是强消炎类的牙膏，此类牙膏含有较多的化学制剂。

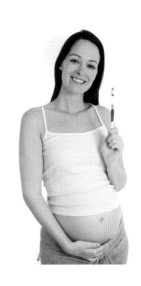

漱口水、牙线也是辅助洁牙的好帮手。因为齿缝和牙龈线下是牙刷不易刷到的地方，用牙线能深入牙龈线清除污垢，去除牙齿邻面的牙菌斑和食物残渣。

用音乐、绘画等平复焦虑的情绪

音乐是对抗焦虑的好帮手。它不但能够让人的肌肉松弛，还能够使人的精神放松，心情变得愉悦、平和，令压力得到释放。研究表明，孕妈妈每天听30分钟舒缓、优美的音乐，不仅能够使孕妈妈紧张、焦虑情绪得到有效缓解，使心境变得美好，还能将这种信息传递给胎儿，促进胎儿身体与智力的发育。

绘画具有和音乐一样的效果，如果孕妈妈在孕期能时常画一些画，不仅能够缓解自己的焦虑情绪，还会对胎儿产生有益的影响。孕妈妈可以临摹美术作品，也可以随心所欲地涂鸦，只要感觉快乐和满足，就达到了目的。

胎教方案

这一时期，孕妈妈可以通过听轻松愉快的音乐和保持良好的心情进行胎教，同时，孕妈妈看书也可以起到胎教的作用。

听轻松愉快的音乐

此时胎儿的感觉系统还没有发育完全，因此，孕早期的音乐胎教主要以母体欣赏为主。欣赏音乐，可以戴着耳机听，也可以不戴耳机，还可以边听边唱，每一个人都可以根据自己喜欢的环境随意安排，每天安排一两次。这个时期孕妈妈适宜听轻松愉快、诙谐有趣、优美动听的音乐，如《春江花月夜》《春之声圆舞曲》《花好月圆》等，能使孕妈妈不安的心情得以缓解，在精神上得到慰藉。

孕妈妈保持好心情

当你证实自己怀孕了，一定会惊喜不已。度过了短暂的兴奋期后，各种压力也随之而来，既有心理方面的压力，又有身体方面的压力，如何从压力的包围中突围呢？孕妈妈要学习一些新技巧，做做"心理操"，经常保持快乐情绪。比如在房间的布置上可以做一些小小的调整，适当增添一些婴儿用的物品，让那些可爱的小物件随时提醒你：一个新生命即将来到你的身边。也可以每天花几分钟时间同宝宝说几句悄悄话，比如："宝贝，我爱你。""今天天气真好，阳光明媚。"等等。

孕妈妈看书胎教

孕妈妈与胎儿之间是有信息传递的，胎儿能够感知母亲的思想。如果怀孕的母亲既不思考也不学习，胎儿也会深受感染，变得懒惰起来，这对于胎儿的大脑发育是极为不利的。倘若母亲有着旺盛的求知欲，喜欢看书学习，则可使胎儿不断接受刺激，促进大脑神经和细胞的发育。因此，孕妈妈要始终保持强烈的求知欲和好学心，平时多看书、多思考，充分调动自己的思维活动，使胎儿受到良好的教育，日后更可能成长为一个爱动脑筋的宝贝。

孕中期，享受幸福"孕"时光

孕中期是整个怀孕过程中相对平稳和舒服的一段时间。孕早期的早孕反应到此时已经慢慢消退，身体渐渐适应了怀孕的感觉，孕晚期大腹便便的时候也还没有到来。总之，这是一段值得孕妈妈好好享受的好"孕"时光。

孕妈妈的身体变化和宝宝的生长发育

月份	孕妈妈的身体变化	宝宝的生长发育
孕4月	子宫膨隆，腹部向前突出，腰椎前凸增加，骨盆前倾，乳房继续膨胀；身体重心前移，加重了背部肌肉的负担，常常会感到腰痛；易感疲倦，并且有便秘、胃灼热和消化不良、胀气和水肿等症状	身长约12厘米，体重约150克；机体器官发育更完善，循环系统和尿道已经完全进入了正常工作状态；腿长超过了胳膊，手的指甲完全形成，指部的关节也开始运动，身体可以在羊水中慢慢地游动
孕5月	下腹部的隆起开始明显，这时的子宫在脐下二指，高16～17厘米；乳晕和乳头颜色加深，乳房越来越大；可以明显感到胎动，早孕反应结束，身心皆进入安定期	身长约16厘米，体重250～300克；大脑皮质结构形成，沟回增多；运动能力增强，已经能和初生儿一样；味觉、嗅觉、触觉、视觉等感觉器官发育的关键时期，视网膜形成，开始对光线有感应；眉毛形成，头上开始长出细细的头发
孕6月	身体越来越沉重，子宫底位于脐上约三横指的位置，宫高约24厘米；脸上和腹部的妊娠斑更加明显；有时会有眼睛发干、畏光、胎动明显、白带增多、下腹疼痛、便秘、腿抽筋、腰酸背痛、尿频等现象	身长约25厘米，体重500～550克；身体逐渐匀称，皮下脂肪的沉着进展不大，因此还很瘦，脸蛋开始变得丰满，睫毛、眉毛等都已长成；骨骼已经相当结实，如果拍X射线，可以清楚看到头盖骨、脊椎、肋骨等
孕7月	孕妈妈对胎动的感觉更明显；子宫底到达了肚脐上8厘米，体重较妊娠前增加了7～9千克；食欲降低，让孕妈妈很容易有饱胀感	坐高约26厘米，体重约1200克；重要的神经中枢，如呼吸、吞咽、体温调节等已发育完备；皮下脂肪增多，皮肤皱纹消失，皮脂形成

孕中期产检要点

孕中期检查除了能及时发现异常情况外，医生还会根据具体情况提出保健指导建议，为孕妈妈顺利度过孕晚期和分娩期奠定基础。

孕中期检查的常规项目有身高、体重、血压、子宫底高度、胎动情况、胎心率、胎位、尿糖、尿蛋白等，必要时还要做 B 超、心电图等检查。另外，还可以做些特别的筛查，例如，怀孕 15 ~ 20 周进行唐氏综合征及神经管畸形筛查等。孕中期要注意保健，孕妈妈要注意预防妊娠糖尿病和各种炎症的发生。

在孕 20 周以后，医生会建议孕妈妈在进行产前检查的同时，还应进行自我监测，以便随时了解胎儿的生长情况，保证胎儿的正常发育。孕期自我监测的方法很多，常用的方法有：测胎动、听胎心及检查子宫底的高度。如果发现胎动、胎心音或子宫底高度出现异常，或与妊娠月份不符，则说明胎儿可能有缺氧、发育迟缓或其他不正常情况，甚至可能表明胎儿有危险，孕妈妈应该及时到医院做进一步的检查。

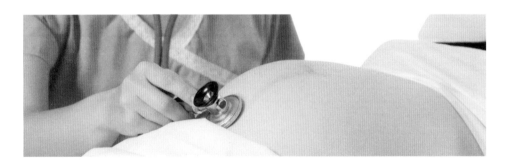

怀孕第 6 个月是孕妈妈进行第四次产检的时间。与之前几次产检一样，出门前，孕妈妈应注意携带好产前检查本、零钱、卫生纸等，检查前保持空腹，以保证各项指标不受胃内食物的影响。检查时，孕妈妈应该告诉医生这一段时间以来身体是否发生了特别的变化，有没有不适，如消退不了的浮肿、体重突然增加、头痛、胃痛、恶心、尿量及次数减少等。如果有龋齿，医生会建议孕妈妈在这个月进行治疗。

孕 7 月的产前检查有一项重要工作，那就是抽血检查乙型肝炎，如果孕妈妈的乙肝两项检查皆呈阳性，医生会在胎儿出生后 24 小时之内为新生儿注射疫苗，以免其遭受感染。另外，进入孕 7 月后，产检增加为每两周一次。

孕妈妈和宝宝的营养需求

关键营养素	营养功效	每日摄入量	明星食材
钙	及时补钙对宝宝拥有一口好牙极其重要。如果孕妈妈的钙摄入量不够，胎宝宝就会从孕妈妈的骨骼中夺走骨钙，给孕妈妈带来小腿抽筋、下肢麻木、牙齿松动、腰酸背痛等种种病痛	约 1000 毫克	奶、奶制品、虾皮、芝麻酱、大豆、鱼
DHA	DHA 是一种不饱和脂肪酸，和胆碱、磷脂一样，都是构成大脑皮质神经膜的重要物质，能维护大脑细胞膜的完整性，并有促进脑发育、提高记忆力的作用，故有"脑黄金"之称	约 300 毫克	鲈鱼、鲤鱼、沙丁鱼、鳝鱼、虾、鸡、鸭、核桃仁
铁	怀孕时母体内血容量扩张，胎宝宝和胎盘快速增长，铁的需求量猛然增加，孕妈妈每天不仅要供给自身需要的铁，还要为胎儿的生长发育提供足够的铁。如果母体严重贫血，会造成胎宝宝的发育迟缓或智力低下	20 毫克	动物血、动物肉、动物肝脏、葡萄干、花豆、菠菜、蜂蜜
维生素 A	又名视黄醇，可促进胎宝宝视力的发育，增强机体抗病能力，益于牙齿和皮肤黏膜健康。还能促进孕妈妈产后乳汁的分泌，同时有助于甲状腺功能的调节	约 1000 微克	动物肝脏、鱼肝油、奶、蛋、鱼籽

饮食宜忌

孕中期妈妈要适当吃一些能量型食物，增加热量和脂肪酸的摄入，还可以吃点零食；但要注意忌吃不易消化的食物，也不要饥饱不一。

多吃一些能量型食物

孕妈妈进入怀孕中期后，胎宝宝已经稳定，体重会不断增加，每周大约增重 300 克，这个时候孕妈妈的胃口会非常好，可以多吃一些能量型的食品，如麦片粥、香蕉、脱脂牛奶、瘦肉等。

增加热量和脂肪酸的摄入量

妊娠中期，胎宝宝机体和大脑发育速度加快，对热量和必需脂肪酸的需要增加，必须及时补充。增加烹调所用植物油即大豆油、花生油、菜籽油等的量，既可以保证孕中期所需的脂质供给，又提供了丰富的必需脂肪酸。孕妈妈还可以吃些花生仁、核桃仁、葵花子、芝麻等油脂含量较高的食物。

选择正确的零食

除正餐之外，孕妈妈可以吃一点零食，以拓宽养分的供给渠道。孕妈妈可以吃少量的瓜子，如葵花子、西瓜子、南瓜子等。葵花子富含维生素 E；西瓜子含亚油酸多，而亚油酸可以转化成"脑黄金"DHA；南瓜子的优势则在于营养全面，蛋白质、脂肪、糖类、钙、铁、胡萝卜素、B 族维生素、尼克酸等应有尽有。

忌吃不易消化的食物

孕妈妈最好选择粥、面条、豆腐、牛奶、香蕉等易于消化的食物。不要吃硬米饭、黄豆、年糕、冷牛奶及油炸食物等不易消化的食物，因为这些食物可能导致孕妈妈消化不良，出现便秘等症状。

忌饥饱不一

不按时吃饭不但对胎宝宝无益，对孕妈妈也同样无益。如果孕妈妈不吃饭，胎宝宝将得不到所需的营养，就会使用孕妈妈所储存的营养，使孕妈妈变得虚弱。

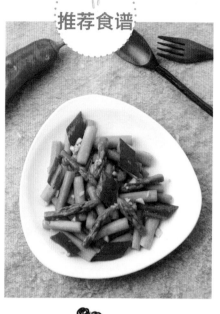

凉拌芦笋

原料　芦笋 250 克，红椒 15 克，蒜末少许

调料　盐 3 克，生抽 6 毫升，鸡粉、芝麻油、食用油各适量

做法

❶ 将洗净的芦笋切段，红椒去籽切块。
❷ 锅中注水烧开，加入食用油，倒入芦笋和红椒，煮熟，捞出。
❸ 取一个大碗，倒入芦笋、红椒、蒜末。
❹ 加入适量鸡粉、盐、生抽、芝麻油，拌匀盛出即可。

功效：芦笋富含叶酸，常食能起到补充叶酸的作用，本菜品清淡有营养，而且味道鲜美，孕妇在孕中期可以适量食用。

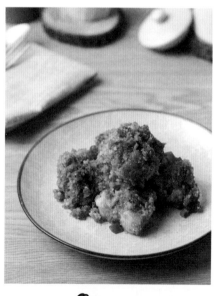

粉蒸排骨

原料　排骨 600 克，姜片、蒜末、葱花各少许

调料　蒸肉粉 20 克，鸡粉 2 克，食用油适量

做法

❶ 排骨斩块，装碗，放入姜片、蒜末。
❷ 加入适量蒸肉粉、鸡粉、食用油，拌匀，装入盘中备用。
❸ 把装有排骨的盘放入蒸锅，盖上盖，小火蒸约 20 分钟。
❹ 揭盖，把蒸好的排骨取出，撒上葱花，浇上少许熟油即可。

功效：排骨含有蛋白质、脂肪、维生素、磷酸钙、骨胶原、骨黏蛋白等成分，有补脾气、润肠胃、生津液、丰肌体、泽皮肤的功效，非常适合孕妇食用。

金针菇蔬菜汤

金针菇 30 克，香菇 10 克，上海青 20 克，胡萝卜 50 克，清鸡汤 300 毫升

盐 2 克，鸡粉 3 克，胡椒粉适量

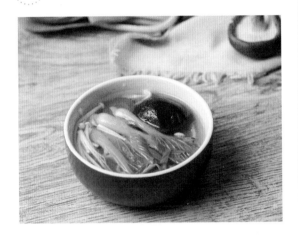

做法

❶ 上海青切瓣，胡萝卜切片，金针菇去根部。

❷ 砂锅中注入适量清水，倒入鸡汤，加盖，用大火煮至沸。

❸ 揭盖，倒入金针菇、香菇、胡萝卜，续煮 10 分钟至熟。

❹ 倒入上海青，加入盐、鸡粉、胡椒粉，拌匀即可。

功效： 金针菇含有胡萝卜素、B 族维生素、维生素 C 及多种氨基酸、矿物质，具有益气补血、增强免疫力、益肠胃等功效，适合孕妇食用。

杏仁猪肺粥

猪肺 150 克，北杏仁 10 克，水发大米 100 克，姜片、葱花各少许

盐 3 克，鸡粉 2 克，芝麻油 2 毫升，料酒 3 毫升，胡椒粉适量

做法

❶ 猪肺切小块，放清水中，加盐，抓洗干净。

❷ 用滚水加料酒汆猪肺。

❸ 砂锅中注入水烧开，放入洗好的北杏仁、大米，烧开后用小火煮 30 分钟，至大米熟软。

❹ 揭盖，倒入猪肺、姜片、拌匀，加盖，续煮至食材熟透。

❺ 揭盖，放入鸡粉、盐、胡椒粉、芝麻油，搅匀，盛出加葱花即可。

功效： 杏仁含有不饱和脂肪酸、膳食纤维，猪肺中的铁含量丰富，二者搭配煮粥，能缓解孕中期贫血等不适。

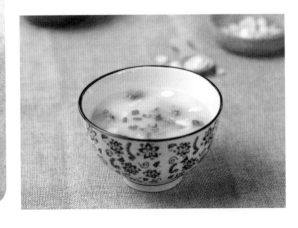

孕中期不适与疾病应对策略

孕中期相对而言是孕期中比较舒服的一个阶段，但是也有一些不适需要好好应对。

贫血

一般在怀孕中期的产前检查中都会化验是否贫血。孕妈妈贫血中最常见的是缺铁性贫血，往往从怀孕第 4 个月开始表现，到怀孕后期更加明显。怀孕中期以后，孕妈妈全身血容量大大增加，需要制造大量红细胞来补充，加上胎儿、胎盘的发育也需要大量的铁，对铁的需求量增加了近 4 倍，因此，孕妈妈很容易造成缺铁性贫血。

预防贫血的方法就是多吃含铁量高的食物，如动物肝、肾、血，红色瘦肉，鱼，蛋等。许多蔬菜含铁量很丰富，如紫菜、荠菜等，另外，黑芝麻、莲藕粉等也富含铁质。孕妈妈还可以多吃补血的食物，平时的饮食中可以多吃一些黑豆、胡萝卜、面筋、菠菜等。做菜时尽量使用铁锅、铁铲，这些传统的炊具在烹制食物过程中会产生一些铁并溶解于食物中，形成可溶性铁盐，易于肠道吸收。

小腿抽筋

怀孕中后期，由于缺钙、久坐或久站、受寒和疲劳等原因，会引起孕妈妈小腿抽筋。应对小腿抽筋的方法有以下几点：

● 饮食补钙。可以每天早晚各喝牛奶 250 毫升，并且多吃含钙量高的食物，如豆制品、芝麻、坚果等，饮食中还要少加味精，以免影响对钙的吸收。

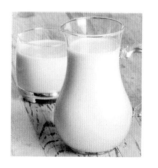

● 多到户外活动，阳光充足时多晒太阳，以合成维生素 D，促进对钙的吸收。必要时可以在医生的指导下适度加服钙剂和维生素 D，但不可滥补钙，以免过量对人体产生危害。

● 不要走太多路或站得过久，使腿部的肌肉过度疲劳，也不要穿高跟鞋。

● 温水泡脚。每天睡前用温水泡泡脚，可以缓解疲劳、促进下肢血液循环，祛除寒气，也可配合按摩小腿及脚，也是预防抽筋的好方法。

妊娠纹

正常情况下，人体腹部的皮肤弹性纤维与腹直肌有一定的弹力，可以在一定限度内自由伸缩。但是当孕妈妈怀孕超过 3 个月时，增大的子宫突出于盆腔，向腹腔发展，腹部开始胀大，皮肤弹性纤维与腹部肌肉开始拉伸，当拉伸超过一定限度时，皮肤弹性纤维就会发生断裂，这时就会出现淡红色或者紫红色的不规则纵形裂纹，即妊娠纹。

出现妊娠纹时，可以通过选用安全、温和、无刺激的除妊娠纹霜或者橄榄油来缓解。饮食忌多油、多糖，日常要多喝水，不要用过热的水洗澡，不要过多使用香皂、肥皂进行清洁。可以适当使用碱性小的洗面奶、洗浴液。

出现妊娠纹的时间因人而异，大部分孕妈妈在怀孕中后期出现。孕妈妈不必紧张，妊娠纹并不可怕，在产后颜色一般会慢慢变淡。

皮肤瘙痒

当孕妈妈在怀孕中期出现皮肤瘙痒时应该引起足够的重视。因为在排除其他引起瘙痒的原因后，应想到 ICP 的可能，即妊娠肝内胆汁淤积综合征。ICP 是一种妊娠期出现的以瘙痒和黄疸为特征的并发症，可以引起早产、死胎、新生儿死亡、产后出血等严重后果，病因尚不明确。当确诊为 ICP 后，应加强对胎儿的监测，严重者需入院，用药物治疗。

对一般性的皮肤瘙痒，可以加强日常护理。注意饮食，少吃辣椒、生姜、生蒜等刺激性食物；海鲜的摄入要适量，因为海鲜能加重皮肤瘙痒。尽量减少或避免流汗，一旦流汗，需尽快擦干。衣着应宽松舒适，尽量穿棉质吸汗的内衣。不要用指甲抓挠瘙痒，以免刮伤皮肤，造成感染。另外，要保持心情轻松愉快，因为精神紧张、情绪激动、焦虑烦躁都会使症状加重。

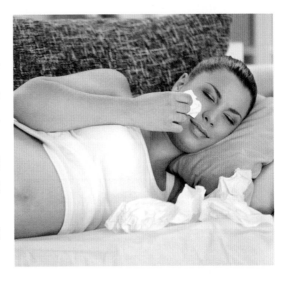

妊娠糖尿病

妊娠糖尿病高发的原因主要是孕妈妈过多摄入高糖分的水果。同时，由于妊娠期孕妈妈进食增多、运动减少、体重增加迅速，再加上孕期的生理变化导致糖代谢紊乱，极易发生糖尿病。

为预防妊娠糖尿病，做到优生，在妊娠期间，孕妈妈应做到：

● 适当参加活动，不要整天坐着、躺着。

● 控制饮食，适当吃新鲜蔬菜和含蛋白质丰富的食物，少吃含糖量高的食品；理想的饮食应是既能维持妊娠的热量和营养，又不引起餐后血糖过高。

● 吃水果最好在两餐之间，每日不能超过 200 克，并且尽量选择含糖量低的水果，如樱桃、苹果、火龙果等，千万不要无限量吃含糖量高的水果，如荔枝、菠萝蜜等。

● 少食多餐。每天分五六次用餐，定时定量地进食可以有效控制血糖。

● 减少食盐摄入，每天食盐的摄入量应该控制在 6 克以内。

痔疮

怀孕女性特别容易患痔疮。这是因为妊娠可引起腹压增高，随着子宫体逐渐增大，下腔静脉受压日益加重，直接影响直肠下端、肛管的静脉回流，致使痔静脉充血、扩张，更加重了痔静脉的回流障碍，从而诱发痔疮。

另一方面，怀孕期一般活动量较少，胃肠蠕动慢，粪便在肠腔内停留时间长，大便干燥，容易擦破痔黏膜而致出血等症状。

妊娠期女性患痔疮后，一般不主张立即手术治疗，可选用一些保守疗法，等到产后再进行进一步的治疗。这是因为产后随着腹压的降低，静脉回流障碍的解除，体内孕激素含量的降低，痔核一般会在 4 个月内缩小或萎缩。此时，若症状消失，可免手术之苦；若痔核仍存在，并且较孕期明显变小，手术痛苦就会相对减小，疗程亦会明显缩短。所以，应尽量避免妊娠期手术治疗。

平时饮食中也要减少刺激性食物的摄入，以减轻症状。

水肿

　　孕期一定程度的水肿是正常现象。妊娠水肿最早出现于足背，之后逐渐向上蔓延到小腿、大腿、外阴以至下腹部，严重时会波及上肢和脸部，并伴有尿量减少、体重明显增加、容易疲劳等症状。这是由于随着胎宝宝逐渐增大，羊水增多，孕妈妈下肢静脉受压，血液回流受阻而造成的。通常晚上水肿稍微严重一些，经过一夜睡眠会有所减轻。如果只是脚部、手部轻度浮肿，无其他不适，可不做特殊治疗。如果水肿非常明显、隔日不消则需要及早去医院向医生咨询。

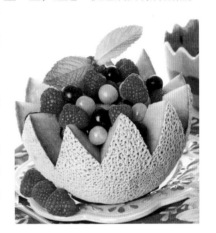

　　通过食疗可以缓解水肿的症状。孕妈妈每天要进食足量的蔬菜和水果，蔬菜和水果中含有人体必需的多种维生素和微量元素，它们可以提高机体抵抗力，加强新陈代谢，还具有解毒利尿等作用。另外，营养不足也会引发妊娠水肿，孕妈妈每天要保证摄入一定量的优质蛋白质。

妊娠高血压综合征

　　妊娠高血压综合征（简称妊高征）是仅在妊娠时发生的一种特殊疾病，发病时间一般是在妊娠 20 周之后，症状有高血压、水肿、蛋白尿、抽搐、昏迷、心肾功能衰竭等，病程多由轻到重，随着妊娠终止将自愈。防治妊娠高血压综合征的方法有很多：

- 坚持做适量运动，经常散步、游泳或森林浴，增强抵抗力。

- 生活规律化并加强自我护理，注意休息和营养，保持心情愉快，睡眠充足。

- 实行产前检查，做好孕期保健工作。妊娠早期应测量 1 次血压，作为孕期的基础血压，以后定期检查。

- 控制体重，身体过胖容易引起妊娠高血压综合征，每周体重增加应该控制在 500 克以内。

- 限制盐的摄入量，每天摄入过量的钠，会导致血压上升，每天摄盐应控制在 3 ~ 5 克。

- 重视诱发因素，治疗原发病。

生活保健

　　孕中期是整个孕期中相对而言比较舒服的一个时期，尽管如此，孕妈妈还是不能掉以轻心，在生活保健上还是要留心。

选购合适的孕妇装

　　大部分的孕妈妈在怀孕 4 个月时，就要开始选购孕妇装了。孕妈妈在孕期容易出汗，所以孕妇装应选择天然纤维材质的，利于通气降热。纯棉面料的吸湿性、透气性都比较好，穿着也舒服，是孕妇装的首选，亚麻面料也是不错的选择。

　　柔和的色彩看起来赏心悦目，穿上这样颜色的孕妇装可以调节孕妈妈的情绪，让孕妈妈看起来更有精神，对孕妈妈和胎儿的身心都有利。米白色、浅灰色、粉红、苹果绿等都是不错的选择。

　　孕妈妈选择孕妇装时还要选择宽松的款式，千万不要选择修身型的。宽松的胸腹部、袖口会让孕妈妈感到舒适。衣服最好是前开襟或者肩部开扣的，上衣和裤子最好是分开的，便于穿脱。背带式的孕妇装由于穿着方便，还能消除对腹部的压力，特别受欢迎。

护理乳房

　　母乳是宝宝最好的粮食，很多妈妈都会在产后选择母乳喂养，孕妈妈只有在孕期提前对乳房进行护理，才能避免产后哺乳时一些不必要的麻烦。

　　从孕 5 月起，孕妈妈的乳头中一般就能挤出初乳了，会在乳头上结成痂。孕妈妈在这段时间最好每天洗澡，要是天冷，可以做局部的清洁。这时清洁乳房的方法是，先将乳痂清除掉，然后用温热的毛巾将表面的皮肤清洁干净，再用热毛巾对清洁好的乳房进行热敷。热敷后还可以配合适当按摩，即将拇指同其他四指分开，然后握住乳房，从根部向顶部轻推，将乳房各个方向都做一遍，最好挤压乳晕和乳头就能挤出初乳，每天这样做可以保证乳腺管通畅。这样坚持到宝宝出生的时候，就能顺利地进行母乳喂养了。

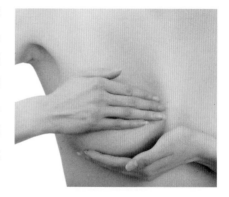

洗澡有讲究

怀孕以后，由于机体内分泌的改变，新陈代谢逐渐增强，汗腺和皮脂腺分泌也会随之旺盛，所以，孕妈妈比常人更需要沐浴，以保持皮肤的清洁，预防皮肤、尿路感染。但是，此时洗澡要讲究方法，比如：

◎颈部耳后。这是污垢容易堆积的部位，应用手指指腹轻轻向上来回揉搓。

◎腋下。腋下汗腺丰富，洗澡时不可用热水刺激，可抬起胳膊用温水冲洗。

◎乳头。孕妈妈要常用温水清洗乳头，应以一手往上轻托乳房，另一手指腹顺时针方向轻揉。浴后可抹些橄榄油，使乳房肌肤滋润而有韧性。

◎会阴。每天都应用清水冲洗会阴，切勿胡乱使用洗护用品。

◎腹股沟。淋浴时应该用温水冲洗腹股沟，并用两个手指指腹从上向下抚摩轻搓。

注意日常姿势

孕妈妈举手投足都关系到自己与胎儿的安全，这段非常时期要格外注意日常姿势。

◎起床。起床时先将身体翻向一侧，然后用手肘支撑上半身的重量，再靠双手支撑坐起，伸直背部，最后将双脚放在地上站起来。

◎坐姿。尽量选择有靠背的椅子，椅背给腰背部以支撑，减轻脊柱的压力，可以加一个靠垫。

◎站姿。两腿平行，两脚稍微分开，重心放在足心附近；若长时间站立，隔几分钟要把两腿的前后位置调换一下。

◎行姿。抬头，伸直脖子，挺直后背，绷紧臀部，好像把肚子抬起来一样保持全身平衡行走。

◎拿放东西。屈膝，完全下蹲，单腿跪下，把要拿的东西紧紧地靠住身体，伸直双膝拿起。将东西放在地上时，不能采取不弯曲膝盖、只倾斜上身的姿势。拿放东西时，尤其注意不要压迫到肚子。

应付孕期健忘的方法

一般来说，由于激素变化的影响，孕妈妈会出现健忘、注意力难以集中等情况。可从以下几个方面进行改善：

- 尽量休息好，满足睡眠需求，如果可以的话，白天让自己小睡一下。

- 为了防止忘记重要的事情，可将每天要做的事情列一份表格，必要时还可做几个备份。

- 将每天需要用到的随身小物品，如钥匙、钱包等放在同一个地方，让自己形成惯性。

- 多喝点水，血液不断地流向增长的子宫，需要保持水分，让血液更多地流向大脑。

- 多吃含铁丰富的食物，这样能让血液携带更多的氧气到达大脑。

- 定期、适度的运动，可以帮助血液流动，维持大脑的活动。

利用呼吸法、按摩来缓解情绪

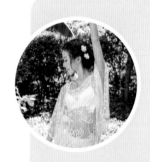

孕中期的准妈妈要会学腹式呼吸，这种呼吸法能镇静神经，消除紧张与不适，缓解焦虑的情绪。练习腹式呼吸可以在背后靠一个小靠垫，把膝盖伸直，全身放松，两手轻轻放在肚子上。然后鼻子慢慢地长吸一口气，直到腹部鼓起；吐气时，把嘴缩小，缓缓地将身体内部的空气全部吐出来。吐气的时候要比吸气时候用力，慢慢地吐。每天做 2 或 3 次，每次 10 ~ 20 分钟。

另外，按摩也是帮助准妈妈舒缓情绪的好方法。按摩既能帮助准妈妈促进血液循环、减少疲劳，又可以舒缓情绪。准妈妈还能享受到丈夫的关爱和呵护，可谓一举两得。准爸爸可以跟着电视节目或参看相关书籍，学点基本按摩手法。按摩时，要注意，各个部位一般按摩 15 分钟就行了，按摩的力度要稳定，不要时重时轻。按摩要选择舒适的、能躺开的地方，比如床上。

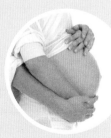

胎教方案

这一阶段孕妈妈可以采用抚摸、讲故事，或者到大自然中欣赏美景等方式进行胎教，也可以进行光照胎教。

抚摸胎教

抚摸胎教可以锻炼胎儿皮肤的触觉，促进胎儿的智力发育和运动神经的发育。经常受到抚摸的胎儿，对外界环境的反应也比较机敏，出生后运动方面的能力，要比一般婴儿超前发育。抚摸胎教要有规律性，每天2次，坚持在固定的时间内进行，这样胎儿才能心领神会地在此时间里做出反应。

讲故事胎教

如果希望胎儿通过与妈妈的情感沟通逐渐成为情感丰富的宝宝，那就应该采取讲故事胎教。从胎儿的听觉还未开始发育的孕早期开始准备讲故事胎教，到怀孕中期积极实施。读故事的时间以每天持续30分钟左右为宜，要选择安静的环境，确保内心处于平静状态。最好选择绘图较多，能激发想象力的故事书；内容上适宜选择充满爱、勇气、幸福和智慧的故事。

到大自然中欣赏美景

为了促进胎儿的感官发育，妈妈应多接受满足五官感觉的良性刺激。妈妈与胎儿一起饱览美丽的自然风光，倾听鸟鸣声、流水声等大自然的旋律，对胎儿的感官发育有很好的促进作用。含氧量充足的空气对胎儿脑部发育也很有好处。

光照胎教

光照胎教是指从怀孕16周开始，当胎宝宝醒觉（胎动）时，孕妈妈用手电的微光一闪一灭地照射自己的腹部，来使胎宝宝适应昼夜节律，从而促进胎宝宝视觉功能健康发育的一种胎教方式。孕妈妈可以每天用手电筒紧贴腹壁照射胎头部位，每天持续5分钟左右。结束时可以反复关闭、开启手电筒数次。

孕晚期，期待"天使"降临

进入孕晚期的妈妈在身体上需要承受更多的重量和压力，宝宝的发育也进入了成熟期，只要顺利度过最后的 3 个月，就可与宝宝见面了。在这 3 个月中也要注意营养的摄入和早产等意外的发生。

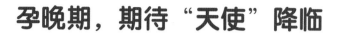

孕妈妈的身体变化和宝宝的生长发育

月份	孕妈妈的身体变化	宝宝的生长发育
孕 8 月	子宫增大迅速，子宫底高可达 25 ~ 28 厘米；孕妈妈反应越来越迟钝，容易感觉疲劳，水肿等不适症状会加重，胃部的不适感明显；身体很笨重，行动变得很不方便	身长约 40 厘米，重约 1.7 千克；宝宝的皮下脂肪增多了，脸上布有皱纹，感觉器官已发育成熟，大脑增大，神经作用更为活跃，体重增加，宫内活动空间减少了
孕 9 月	肚子还在增大，子宫底高可达到 30 ~ 32 厘米；子宫壁和腹壁变得很薄，由于身体负担增大，经常会有腰酸背痛等症状	身长约 46 厘米，重约 2.5 千克；身上的胎毛逐渐消退，露出粉红色的皮肤，内脏功能已趋于完善，有微弱的呼吸；骨骼变得更坚硬，活动开始变得有规律
孕 10 月	身体更加沉重，子宫底高可达到 32 ~ 34 厘米；宝宝胎位下降，孕妈妈胸部下方和腹围变得轻松，乳腺扩张明显	身长约 50 厘米，重约 3.2 千克；活动减少，呼吸系统、消化系统、泌尿系统及心、脑等各器官都已发育完全，属于成熟儿

孕晚期产检要点

孕晚期宝宝的发育进入成熟阶段，但危险性还是存在，为了防止孕晚期常见不适症出现和在分娩前排除危险因素，孕妈妈应更频繁地体检。

检测宝宝在宫内的情况

孕妈妈去产检时，医生会做胎心监护，监测宝宝 20 分钟内在宫内的情况，以了解宝宝的健康状况。一般在监测的 20 分钟内，如果有 2 次胎动，且每分钟在 15 次以上，持续至少 15 秒，则宝宝在宫内的情况正常。如果胎动过少，则宝宝可能在宫内发生了意外。

检查孕妈妈和宝宝的健康

孕晚期妈妈患有疾病，容易引起早产、胎盘剥离、前置胎盘等，为了防止和及时发现这些情况，医生会对孕妈妈做一些特殊的检查。可能会做的特殊检查有防止宝宝被感染的 B 族链球菌检查、诊断痔疮和便秘的肛肠外科检查和静脉曲张检查等。医生还会要求孕妈妈注意无痛性阴道流血，以便及早发现前置胎盘等症状。

骨盆测量

骨盆测量是顺产的必要准备，检查过骨盆的大小和形态后，才能根据宝宝的大小、胎位、产力决定孕妈妈是否能采取顺产的方式分娩。大多数医院会在 28 ～ 34 周进行骨盆测量，也有医院会在 37 ～ 38 周检查，打算顺产的孕妈妈产前一定要进行此项检查，以降低分娩过程中的危险性。

孕 10 月，每周体检一次

进入孕 10 月，孕妈妈随时都有可能分娩，为了方便了解宝宝的情况，孕妈妈应该坚持每周都到医院体检，产检内容包括：胎心监护、水肿检查、体重、血压、血常规、尿常规等多方面。越是接近临产越要密切注意胎动和宝宝的变化，以便及时发现临产前出现的异常情况。一旦发现宝宝胎动频率明显减少，胎动强度降低过多时，应立即去医院检查。

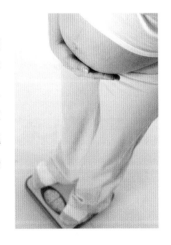

孕妈妈和宝宝的营养需求

关键营养素	营养功效	每日摄入量	明星食材
维生素C	维生素C的抗病能力很强，孕晚期妈妈应摄入适当的维生素C来提高宝宝出生后的免疫力。因为宝宝出生后3月内的免疫力主要靠这段时间从妈妈体内获得，如果产前孕妈妈维生素C摄入不足，宝宝的抵抗力就会低下	90 ~ 120毫克	柠檬、橘子、柚子、西红柿、猕猴桃、芹菜、菠菜
维生素B$_1$	孕晚期，孕妈妈需要维持良好的食欲和正常的肠道蠕动，如果维生素B$_1$摄入不足，容易引起呕吐、倦怠、乏力等症状。分娩时也会影响子宫收缩，使产程延长，增加分娩困难	约1.8毫克	动物肝脏、瘦肉、牛肉、鸡蛋、豆类、花生
糖类	宝宝需要在肝脏和皮下储存糖原及脂肪，如果糖类摄入不足，组织细胞就只能靠氧化脂肪和蛋白质来获得热量，容易造成孕妈妈蛋白质缺乏和酮症酸中毒，严重的会影响宝宝的生命安全	约400克	小麦、燕麦、薯类、胡萝卜、香蕉、葡萄
蛋白质	在孕期的最后几周，宝宝需要大量的蛋白质来满足组织合成和快速生长的需要，孕妈妈分娩过程中会有很大亏损，也需要提前补充蛋白质。孕晚期补充蛋白质还能促进产后乳汁分泌，提高母乳的质量	85 ~ 100克	猪肉、牛肉、鱼、鸡蛋、牛奶、豆类、坚果

饮食宜忌

孕晚期是宝宝生长发育的冲刺阶段，孕妈妈的饮食依然不能放松。胃口好转后，也不能大吃大喝，在满足宝宝需求的同时要适当控制体重，为分娩做准备。

每顿饭不可过饱

孕妈妈每顿饭应保持七八分饱，宜采取少吃多餐的饮食方法，以免食物摄入过多，使胃部扩张，造成子宫挤压到胃部，引起不适。孕晚期依然可以坚持每天吃 5 或 6 餐，多吃一些养胃和利于消化的食物。控制食物的摄取，尤其是高糖、高脂食物，能避免孕妈妈在孕晚期发生肥胖，避免产生巨大儿，为孕妈妈的行动减轻负担，减少分娩的困难。

适当吃补血食物

如若孕晚期贫血症状没有得到改善，容易使宝宝得不到足够的养料，并且孕妈妈在分娩过程中会出血，生产后会加重孕妈妈的贫血症状，对身体恢复极为不利，还会影响孕妈妈产后乳汁分泌，所以这阶段可适当吃补血食物。

控制盐分和水分的摄入

孕晚期不少孕妈妈仍然有水肿的现象，如果摄入过多的盐分和水分会加重水肿的症状。孕妈妈的饮食宜清淡，每天盐分的摄入不应超过 7 克。傍晚以后，孕妈妈要少饮水，因为体内水分增多，容易出现尿频和夜尿增多的现象。为了有一个良好的睡眠质量，孕妈妈可在上午多喝水，下午和晚上减少喝水量。

根据体重变化控制热量摄入

孕晚期，孕妈妈的基础代谢加强，消耗的热量大大增加，热量摄入过少容易使孕妈妈产生疲劳，也不利于为分娩储存能量。但热量也不能增加过多，以免体重增长过快。专家建议，当孕妈妈每周体重增加少于 400 克，应适当增加热量的摄入；如果孕妈妈每周体重增加超过 500 克，应该减少热量的摄入。

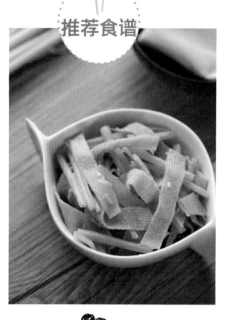

芹菜豆皮干

原料 豆皮 110 克, 芹菜 100 克, 蒜末、姜片各少许

调料 盐、鸡粉各 2 克, 胡椒粉 3 克, 食用油适量

做法

❶ 洗净的芹菜切段, 洗好的豆皮切块。

❷ 热锅注油, 烧至五成热, 放入豆皮, 炸至金黄, 捞出, 切成小段, 备用。

❸ 用油起锅, 放入姜片、蒜末, 爆香, 倒入芹菜段, 炒香。

❹ 放入豆皮段、清水, 加入盐、鸡粉、胡椒粉, 炒至入味, 盛出即可。

功效: 芹菜富含膳食纤维, 能有效促进肠胃蠕动, 改善孕晚期便秘; 豆皮含有丰富的蛋白质和氨基酸, 可提高身体免疫力, 预防多种孕期不适。

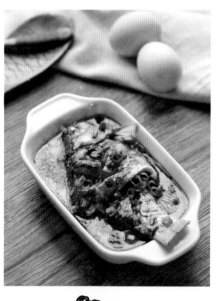

鲫鱼蒸蛋

原料 鲫鱼 200 克, 鸡蛋液 100 克, 葱花少许

调料 芝麻油 4 毫升, 老抽 5 毫升, 料酒 3 毫升, 胡椒粉、盐各少许

做法

❶ 鲫鱼两面打上一字花刀, 撒盐、胡椒粉、料酒, 腌 10 分钟。

❷ 在蛋液中加入盐, 注入适量的清水, 搅匀; 取一个碗, 倒入蛋液, 放入鲫鱼, 用保鲜膜将碗口包住。

❸ 电蒸锅注水并烧开, 放入食材, 蒸 20 分钟; 淋上芝麻油、老抽; 撒上备好的葱花, 即可食用。

功效: 鸡蛋和鲫鱼均富含优质蛋白质, 蛋黄中还含有丰富的卵磷脂、固醇类、蛋黄素、钙、磷、铁等, 对增进神经系统的功能大有裨益。

鸡蛋肉卷

原料 肉末 300 克，鸡蛋 2 个，胡萝卜条 25 克，姜片、葱花各少许

调料 盐、鸡粉各 2 克，老抽 2 毫升，水淀粉、生粉各适量，食用油少许

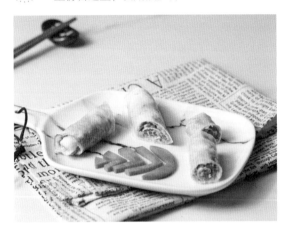

做法

① 肉末加调料腌渍；蛋清加盐、水淀粉打散；煎蛋清至熟取出。
② 余煮胡萝卜条至断生。
③ 蛋饼上放生粉、肉末、胡萝卜条，卷成卷，制成生坯。
④ 中火蒸生坯约 10 分钟至熟。
⑤ 放凉后切段，摆盘即可。

功效：鸡蛋含有蛋白质、卵磷脂、维生素、磷、铁等营养成分，具有强身健体、促进大脑发育、滋阴润燥等功效，能为孕晚期的孕妇补充丰富的营养物质。

狮猴桃绿茶柠檬汁

原料 去皮狮猴桃 50 克，绿茶 50 毫升，柠檬汁少许

做法

① 洗净去皮的狮猴桃切块。
② 绿茶过滤出茶水，待用。
③ 将狮猴桃块倒入榨汁机中，加入柠檬汁、绿茶水。
④ 盖上盖，启动榨汁机，榨约 15 秒成果汁。
⑤ 断电后揭开盖，将果汁倒入杯中即可。

功效：狮猴桃酸爽多汁，含有丰富的钙、磷、铁、维生素 C 等成分，不仅能生津解渴，还可开胃消食，天然健康。

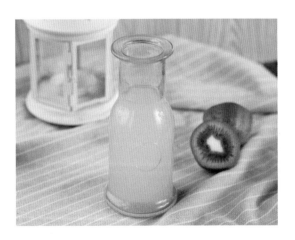

孕晚期不适与疾病应对策略

孕晚期，孕妈妈子宫增大对各器官的挤压，会造成多方面的不适，还有饮食不当或不良生活习惯都可能导致宝宝在最后阶段发生意外。

坐骨神经痛

孕晚期，宝宝降入骨盆，使骨盆的压力增大，并压迫到坐骨神经，使孕妈妈容易产生或加重坐骨神经痛。当疼痛发生以后，为了减轻疼痛，孕妈妈可以采取以下方式进行护理：

◎热敷疼痛部位。当孕妈妈发生坐骨神经痛时，可用热毛巾、热水袋等敷在疼痛处，平时还要注意疼痛部位的保暖，尤其是夏天空调的温度不宜太低。

◎注意睡姿。孕妈妈睡觉的时候尽量采取侧卧，可以不断变换睡姿。睡觉时可以在膝关节下面垫上枕头或者较软的垫子，以帮助血液回流，减轻坐骨神经疼痛。

◎经常变换活动姿势。孕妈妈长期保持同一种姿势，缺乏运动会提高患病的概率，平时可以多变换姿势。坐的时候如果有疼痛感，还可以在腰部、背部或颈部后侧放上靠垫。

假性宫缩

假性宫缩，又叫迁延宫缩，是一种偶发性的子宫收缩。其特点是宫缩无规律，程度时强时弱。临产前，不少孕妈妈会感觉肚子一阵阵发紧，有疼痛感，宫缩不规律等，即为假性宫缩。当假性宫缩开始时，孕妈妈可以采取以下措施缓解疼痛：

变换体位

当假性宫缩开始时，坐着的孕妈妈可以站起来走一走，站立的孕妈妈可以躺下休息片刻，通常孕妈妈经过调整体位并休息一段时间后，宫缩就会减弱或停止。

消除心理恐惧

心理紧张容易使假性宫缩的发生更频繁，还会使疼痛感更为明显，孕妈妈应放松紧张的情绪，还可以适当喝点温开水，防止脱水。

早产

早产是指妊娠在 28 ~ 37 周之内结束。此时出生的宝宝发育尚未成熟，体重轻，生存能力差，免疫力低下，容易感染疾病。早产的原因包括孕妈妈的年龄、患有疾病、营养不良、环境污染等。早产重在预防，可采取以下预防措施：

◎定期进行产检。孕妈妈要经常产检，及时找出容易引起早产的危险因素，并根据产检结果调整身心和饮食。如果孕妈妈在产检中还发现有其他疾病，应积极配合医生治疗。

◎避免劳累和紧张。孕晚期，要减轻劳动强度，运动也要适度，增加休息时间。孕妈妈还应放松焦虑的情绪，保持平和的心境，避免精神受到刺激。

◎补充营养。孕妈妈补充必要的营养可以调节免疫功能，调理体质，从而预防早产。有贫血或营养不良症状的孕妈妈要注意饮食的合理搭配，增加蛋白质、维生素、铁等营养素的摄入。

胃灼热

孕晚期，子宫增大会使孕妈妈腹部空间变小，使胃部受到挤压，容易造成胃液或胃酸倒流，引起胃部有灼热感。这种症状在晚上尤其容易发生，影响睡眠质量。可以采取以下方法缓解症状：

◎少食易引起胃部不适的食物。发生胃灼热时，孕妈妈应避免摄入碳酸饮料、咖啡、辣椒、油炸、酸性等有刺激的食物，还要少吃高脂肪的食物，以免引起消化不良，加重胃部不适。晚饭不宜吃太多，睡觉前可喝一杯温牛奶。

◎吃饭宜细嚼慢咽。吃饭时细嚼慢咽可以避免胃胀，加速食物消化，减轻胃部压力。吃饭时也不宜大量喝水和饮料，以免占据胃部空间，使胃部挤压更严重。

◎衣着要宽松。穿紧身衣容易勒住腰部和腹部，使腹部空间更小，胃酸更易倒流。平时孕妈妈穿衣应尽量宽松舒适，避免胃部受到挤压，睡觉时可垫高上半身，防止胃酸倒流。

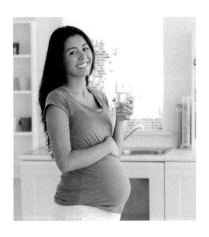

尿频

孕妈妈子宫不断增大，会压迫膀胱，使膀胱储尿量下降，小便的次数明显增多，这是孕晚期常见现象。孕妈妈千万不可憋尿，应及时排空膀胱，以免引起膀胱炎症，而且起身上厕所也是一种锻炼的方式。一般的应对策略有以下几点：

◎睡前少喝水。孕妈妈白天可以适当喝水，睡前应少喝，减少夜间尿频的次数，提高睡眠质量，以免因尿频而影响身体健康。

◎采取正确的卧姿。孕妈妈躺下休息和睡觉时宜采取侧卧姿势，为了减轻身体其他不适，可左右侧卧姿势不断更换，以减轻子宫对输尿管的挤压，减少排尿的次数。

◎必要时使用护垫。孕妈妈外出时应先排空膀胱，如果途中排尿不方便时，为了防止憋尿时间太长而产生尿失禁，可以垫上护垫，以防突发情况，但护垫应及时更换。

失眠

孕晚期孕妈妈肚子太沉重，压迫到大静脉，阻碍了血液从腿和脚流向心脏，因此容易从睡眠中醒来，造成失眠，孕妈妈身体的不适和精神疲劳也是造成失眠的原因。可以通过以下方法慢慢改善睡眠质量：

◎舒缓紧张的情绪。孕妈妈紧张睡不着的时候，可以试着调整呼吸，呼吸急促会加深精神疲劳，应该采用深呼吸，使心情平静下来，也可以起来看看书、听听胎教音乐，将注意力转移后再睡。

◎减轻身体的不适。孕妈妈可以在白天的时候采取措施，如放松肌肉等来缓解身体不适，减轻晚上身体的负担，睡前也可以泡泡脚，或做个按摩来放松。

◎吃对食物，改善失眠。孕妈妈临睡前可以喝一杯温牛奶，日常饮食中也可适当吃芹菜、百合等食物来改善睡眠质量。

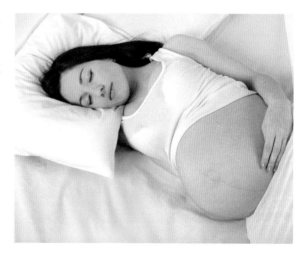

胎盘早剥

胎盘早期剥离（即胎盘早剥）是指正常位置的胎盘在胎儿娩出前，部分或全部从子宫壁剥离，通常在孕晚期才能被发现。患病的原因有妊娠期患有高血压疾病、滥用药物、年龄因素等。当这种情况发生后，可采取以下应对措施：

◎及时就医。胎盘早剥可引发严重的后果，所以要及时就医，根据医生的方案进行治疗。一般来说，如果只发生了一点胎盘早剥，宝宝没有宫内窘迫，在积极配合医生的情况下，顺产还是有可能的。

◎必要时进行剖宫产。如果胎盘早剥严重，宝宝血液供应遇到障碍或出现持续出血，就需要进行紧急剖宫产。有过胎盘早剥历史的女性，再怀孕时发生这种症状的可能性会增加，所以在怀孕前应在医生的指导下尽早采取预防措施。

前置胎盘

前置胎盘是指胎盘位于子宫颈附近或覆盖子宫颈部的情况，如果不积极预防或护理不当，可能会危害母婴的生命安全。一旦孕妈妈发现阴道突然大量出血，必须立即就医。确认是胎盘前置后，可采取以下措施进行护理：

卧床休息

注意多休息，减少活动，避免过于劳累，以免引起出血和其他症状。严重者要卧床休息，宜采取左侧卧位。为了防止肌肉萎缩，家人可以为孕妈妈按摩下肢。

避免腹部用力

不宜搬重物或使腹部受力，还应避免性行为，以免使腹部受到刺激。孕妈妈咳嗽和排便时不要用力过度，做下蹲姿势或变换体位时，动作也要缓慢，腹部尽量不要用力。

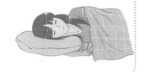

保持外阴清洁

生病后，不管有没有出汗都应每天换洗内裤，保持下体的干燥、洁净，以免细菌通过阴道进入体内引发其他的感染。

生活保健

　　孕妈妈身体负担越来越重后，行动的不便会给生活造成很多困扰，孕妈妈要注意调节情绪，平时生活要注意安全，并密切注意身体的变化。

克服焦虑情绪

　　孕晚期，孕妈妈常会因为担心宝宝健康，或害怕分娩疼痛等问题而感到焦虑。这种焦虑的情绪如果得不到及时调整，就有可能发展成为产前抑郁症，对孕妈妈和宝宝都容易产生极为不利的影响。

　　◎可通过转移注意力缓解焦虑情绪。孕妈妈心情不好时，不要长时间想不开心或担心的事，可以听一些舒缓的音乐、看看书，或者在晴朗的天气去户外走走，呼吸新鲜空气，将注意力转移，这样可有效缓解焦虑的情绪。

　　◎多与家人和朋友交流。孕妈妈应将心中的焦虑向家人倾诉，让家人分担压力，还可以与有生育经验的朋友交流，听听她们的建议。在与家人和朋友交流的过程中，亲情、友情也可以让孕妈在心理上得到安慰。

运动要适度

　　这个阶段的孕妈妈体重增加了，身体重心也改变了，人更易疲劳，在进行身体锻炼或分娩练习时，要注意适度，一定要平稳和缓，不可使身体产生疲劳感，否则容易引起头晕、恶心、心跳过快等症状。

　　这段时期，孕妈妈的运动要以舒展和活动筋骨为主，运动时避免伤到腰背部。睡觉前后，可以做些手指伸展操，缓解手部脉管压力造成的手腕疼、双手麻木等现象。孕妈妈要避免在闷热的天气里运动，每次运动的时间不宜超过15分钟。运动量也要控制，如果运动时呼吸均匀，就说明未过量；如果出现上气不接下气、大汗淋漓的情况，就应该停下来好好休息。

注意胎位是否正常

孕晚期，孕妈妈可通过抚摸肚皮大致感觉宝宝身体各部位的位置，正常的胎位应该是，胎头在骨盆入口处并俯屈着，枕骨在前，如果出现臀位或横位等情况，就应该及时调整，以免造成分娩困难。一般情况下，孕妈妈可以通过改变体位来调整胎位。

◎侧卧式。孕妈妈宜采取侧卧的姿势睡觉，平时习惯采取左侧卧的孕妈妈应该换成右侧卧位，习惯采取右侧卧位的孕妈妈应调整为左侧卧位。每 7 天更换一次，可有效纠正胎位不正。

◎膝胸卧位式。孕妈妈排空膀胱后，放松裤腰带，双膝跪在床上，头放于床上，脸偏向一侧，双手前臂伸直，手掌平放于床面，胸部与床面贴紧，抬高臀部，大腿与小腿呈直角。每天早晚各练习 1 次，每次 15 分钟，练习 7 天后，再复查胎位。

勤数胎动

孕晚期宝宝在子宫内容易缺氧。由于胎儿生长迅速，羊水减少，胎儿可以活动的空间相对减少了，所以胎动也会明显减少。正常情况下，孕晚期每小时胎动应在 3 次以上，12 小时胎动在 30 次以上，则表明宝宝情况良好。有些比较活跃的宝宝，12 小时的胎动次数可能会达到 100 次。如果 12 小时内胎动少于 20 次，则宝宝有宫内缺氧的危险，一旦发现胎动次数低于正常，应立即到医院检查以明确原因，以免发生意外。

这时期宝宝的胎动变得强而有力，并且有一定规律。孕妈妈可以早、中、晚各选一个固定的时间点，在左侧卧位或坐下并垫高双脚的情况下，把手放在肚子上，持续数胎动 1 小时，然后把测得的 3 次胎动数相加，再乘以 4，就是 12 小时的胎动数。数胎动时一定要思想集中，及时做好计数标记，以免遗漏。

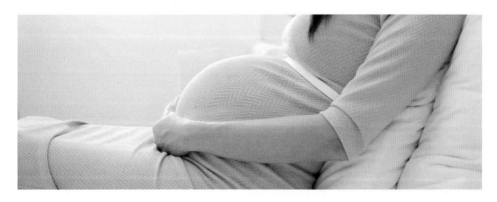

乳房漏奶的护理

孕晚期孕妈妈体内会储备一定的脂肪，乳房变得更大，身体已经在为生产及产后喂养宝宝做准备。有的孕妈妈还会出现乳汁溢出而打湿衣服的情况，这说明乳房正在努力进入工作状态。为预防乳房漏奶，孕妈妈可以这样处理：

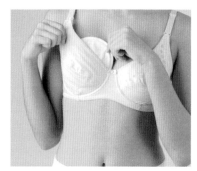

◎佩戴哺乳胸罩。不少孕妈妈认为哺乳胸罩需要在产后佩戴，其实当出现孕期乳房不适或溢乳等情况后，就可以考虑将普通的胸罩换成哺乳胸罩了。一般而言，哺乳胸罩应该准备比平时所穿的大一号，为了避免乳汁弄脏衣服，还可在胸罩内放置一小片干净的棉质哺乳垫。

◎症状严重时需就医。如果溢乳严重，或者乳汁颜色和味道异常，应该去医院做检查，以防宝宝在宫内发生了异常情况。

减少外出远行

怀孕后，孕妈妈体内各系统都会发生很大的变化，孕晚期肾脏、肝脏、心脏的负担加重，体重明显增加，行动不便，容易疲劳。如果此时长途旅行，孕妈妈会因体力消耗过度、睡眠不足等诱发疾病，若再加上不良环境因素（如路途颠簸、天气变化、环境嘈杂、乘车疲劳等），对孕妈妈的心理也会产生负面的影响，不利于胎宝宝的生长发育，甚至会导致早产。因此，建议孕妈妈在孕晚期尽量不要出远门，避免旅途中突然临产可能发生的危险，保障母婴安全。

有内科病史的孕妈妈，必须在原有疾病病情已经获得控制，并且得到主治医生许可的前提下，才可出门。此外，患有某些常见的慢性疾病，例如患有糖尿病、心脏病、脑血管病变、痛风、严重贫血、哮喘或癫痫的孕妈妈，以及晕车、晕船、晕机的孕妈妈，在旅途中可能突发急性病变，均不宜出远门。

若孕妈妈必须出远门，可随身携带好自己的就诊记录，提前了解目的地的医疗情况，到达当地后可先找出医院所在地，以免发生危险后不能及时就医，引发危险。出门在外必须有家人陪同，方便照顾，千万不可独自出远门。

胎教方案

这个阶段的孕妈妈可以多跟宝宝说说话，或者与宝宝一起欣赏艺术作品，还可以跟宝宝一起做操，都是不错的胎教方式。

跟宝宝说话

对话胎教是胎儿十分喜欢的一种互动方式，也是与胎儿沟通感情的好时机。孕妈妈可以对胎儿说很多话，既可以聊聊自己的心情及感受，又可以教宝宝一些生活常识。不过，在进行对话胎教的时候要用心、语速要慢。如果在声波上载满情感，即使声音的波动相同，也会产生几倍的能量。孕妈妈对胎儿说话时，最好带着积极向上的情绪，比如："宝宝，我们在一起好开心啊！"说话时应张大嘴，准确地发音。

另据研究，说话语速快的人的声音难以清楚地传达给对方，对胎儿说话时，尤其如此。因此，孕妈妈跟宝宝说话时应当慢条斯理，这也是对话胎教的要点之一。

与宝宝一起欣赏艺术作品

美术胎教是视觉胎教中不可缺少的重要部分。题材丰富、意境深远的世界名画不但能给人以无限美妙的精神享受，愉悦心境，还能开阔欣赏者的视野，提高审美能力和自身素质。这对怀孕妈妈的身心健康无疑是有益处的。孕妈妈应该尽量多地欣赏艺术作品，如参观工艺美术展览、历史文物展览等，也可买些画册，在休息时细细品读赏玩。使孕妈妈可以从中感受到自然的美好、生命的美妙、人生的美丽，由此感染到腹中的小生命。

跟宝宝一起做操

孕妈妈仰卧在床上，头部不要垫高，全身尽量放松。首先用双手抚摸胎儿，从上向下、从左向右抚摸胎儿，反复10次；然后再用食指或中指轻轻触摸胎儿，再放松。此时，胎儿若有轻柔的动作，这种胎儿体操可以继续进行；如果胎儿剧烈蹬、踢、挥拳，则表示不高兴、不舒服，孕妈妈要暂时停止练习。

分娩时刻，痛并幸福的过程

分娩对女性来说是生命的一个里程碑，也是最激动人心的时刻，但同时又会有些不安。临产有哪些征兆？分娩痛是否能忍受？产程中应吃些什么来长力气？怎样做到顺利分娩？就让我们一起来学习，如何更好地度过这生命中最重要的时刻。

分娩前的准备

孕妈妈在妊娠 37 周后，随时可能临产，这时候是家属们开始忙碌的时候了，要做好分娩前的各项准备，迎接小宝宝的诞生。

分娩前进行助产锻炼

◎散步。散步可以帮助胎儿下降入盆，松弛骨盆韧带，为分娩做预备。散步时妈妈最好边走动，边按摩，边和宝宝交谈。散步可早晚各一次，每次 30 分钟左右，也可早、中、晚各一次，每次 20 分钟。散步最好选择环境清幽的地方，四周不要有污染物，不要在公路边散步。

◎小马步。手扶桌沿，双脚平稳站立，慢慢弯曲膝盖，骨盆下移，两腿膝盖自然分开直到完全曲屈。然后慢慢站起，用脚力往上蹬，直到双腿及骨盆皆竖立为止，重复数次。

战胜分娩恐惧

首先，临产妇需要了解必要的分娩知识和安全问题，知晓分娩是一种自然现象。其次，家属要积极配合，尤其是准爸爸，应该给予准妈妈无微不至的关心和照顾，针对准妈妈的情绪变化要耐心地开导。再次，让长辈现身说法，讲述她们的生产故事，帮助临产妇减轻对分娩的恐惧。最后，给临产妇创造一个安静、轻松的临产环境，缓解精神紧张。

必要的物质准备

分娩时所需要的物品，怀孕期间都要陆续准备好，怀孕第 10 月时要把这些东西归纳在一起，放在家庭成员都知道的地方。这些东西包括：生产住院需要的证件，婴儿用品和产妇用品。

选择适合的分娩方式

分娩方式有很多种，对孕妈妈来说，选择一种最适合自己的分娩方式对宝宝和自身的健康都很重要。

自然分娩

自然分娩是指在有安全保障的前提下，通常不加以人工干预手段，让胎儿经阴道娩出的分娩方式。孕妇在决定自然分娩时，应先了解何时预产及生产的全过程。

剖宫产

剖宫产就是剖开腹壁及子宫，取出胎儿，是一个重要的手术助产方法。若病例选择得当，施术及时，不仅可挽救母子生命，还能使母女保持正常的生产性能和继续繁殖后代的能力。若病例选择不当也可造成远期的不良影响，故施术前必须慎重考虑。

无痛分娩

无痛分娩，医学上被称为分娩镇痛，是用各种方法使分娩时的疼痛减轻甚至消失。一种方法是药物性的，是应用麻醉药或镇痛药来达到镇痛效果，有全身麻醉、局部麻醉和吸入麻醉等。另一种方法是非药物性的，是通过产前训练、指导子宫收缩时的呼吸等来减轻产痛；还可按摩疼痛部位或利用中医针灸等方法缓解分娩时的疼痛。

水中分娩

水中分娩，就是在水里生孩子，新生儿娩出时完全浸没在水中。在此过程中新生儿的头部必须是完全浸没在水中直到身体全部在水下娩出，随后立即将新生儿抱出水面。

导乐分娩

导乐分娩就是在分娩过程中雇请一名有过生产经历、有丰富产科知识的专业人员陪伴分娩全程，并及时提供心理、生理上的专业知识，这些专业人员被称为"导乐"。进入分娩期"导乐"先向主产医生介绍产妇的基本情况，协助医生做好各项准备工作。在产妇身边指导鼓励如何正确用力，替产妇擦汗，不断给产妇以心理上的支持，在宫缩间隙帮助产妇保持体力。在产后观察期，"导乐"会陪同产妇一起回到病房，进行两小时的母婴健康观察，指导产妇和婴儿及时进行肌肤接触。

掌握分娩的基本知识

分娩是一件神圣的事情，很多女性却谈之色变。其实，只要掌握以下知识，做好充分的准备，就能让自己分娩的进程更加顺利。

临产征兆有哪些

当孕妈妈出现宫底下降、腹坠腰酸、大小便次数增多、胎动减少、体重增长停止、宫缩不规律、见红等症状时，说明产期已经临近，分娩随时发生。

识别早产、急产和过期产

早产

孕妈妈满 28 周但不足 37 周娩出胎儿，即为早产。感染是早产一个很重要的原因，孕妈妈一定要谨防感染。另外，还有劳累、羊水过多、便秘等因素都有可能引起早产，准妈妈在整个孕期都不能放松警惕。

急产

从产痛到完成分娩不超过 3 个小时，即为急产。对于产妇来说，急产的发生率在 5% ~ 10%。初产妇和经产妇都有可能发生。准爸爸和准妈妈能做的就是提前了解生产知识，知晓如何处理紧急分娩，确保母婴安全。

过期产

妊娠超过 42 周，即为过期产。过期妊娠对母亲和胎儿都有许多危害，过期产会因为胎盘功能减退，造成供给胎儿的氧气和营养减少，临产子宫收缩时，胎儿容易窘迫，甚至胎死宫内；过期妊娠的胎儿长得较大，羊水量较少，易造成难产。因此，妊娠超过 42 周时，产妇应及时看医生。医生会根据实际情况决定终止妊娠的方案，如引产或剖宫产等。

入院分娩的时间有讲究

正常的孕妇在出现临产征兆时应及时入院。如果入院太早，不生孩子就会使产妇精神紧张，也容易疲劳，往往引起滞产。如果入院太晚又容易产生意外，危及大人和宝宝的生命。一般来说，临近预产期时孕妈妈应该准备入院。当出现见红、宫缩增强、尿频等症状时，应立即入院。高危孕妇应提早入院，以便医生检查和采取措施。

应对待产中的突发情况

在医院待产时，如果出现突发状况，孕妈妈一定不能慌张，应该积极地配合医生，这样才能保证母子平安。待产中可能出现胎儿窘迫、胎儿骨盆不对称、胎盘早剥、脐带脱垂等突发状况，此时医生会对孕妈妈做相应的处理，及时安排剖宫产，以免危及胎儿和孕妈妈的生命。此外，麻醉意外也是待产中可能会发生的突发状况，应及时处理。

掌握分娩的正确方法

怀胎十月，当分娩真正来临的时候，相信许多孕妈妈都会有些担心，害怕分娩过程不顺利。其实，只要掌握了正确的方法，顺产也可以是一件很简单的事。

◎孕妈妈要以平静的心态待产。消除顾虑，坚信每个孕妈妈都可以平安分娩。

◎保持充沛的精力进入分娩。有分娩征兆后，要保证休息，注意营养，保存实力。

◎分娩时正确地呼吸。进入产程，子宫收缩逐渐有规律而且有力，在宫缩时可采用深吸气—长呼气的呼吸方式，使腹部放松，减轻疼痛。

◎分娩用力有方法。当分娩经过第一产程进入第二产程时，胎儿的头已到达骨盆出口，胎儿娩出需要借助妈妈的产力，所以妈妈的用力方法很重要。在宫缩时可采用深吸气—屏气片刻—长时间用力向下屏气，迫使胎儿头下降。宫缩间歇时，放松休息，采用均匀呼吸，等待下次宫缩再用力。

临产前该怎么吃

由于阵阵发作的宫缩痛常影响孕妈妈的胃口，孕妈妈应学会宫缩间歇期进食的"灵活战术"。饮食以富含糖分、蛋白质、维生素、易消化的为好，根据自己的爱好，可选择蛋糕、面汤、稀饭、藕粉、点心、牛奶、果汁、苹果、橘子、香蕉、巧克力等多样饮食。每日进食4或5次，少吃多餐。注意既不可过于饥渴，又不能暴饮暴食。

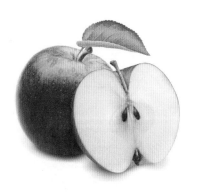

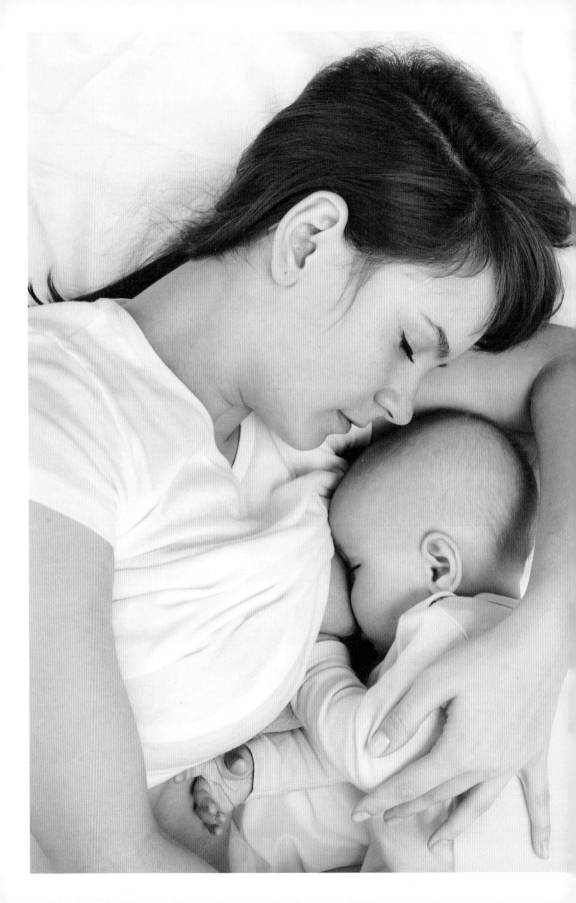

Chapter 03

产后恢复，让新妈妈重拾美貌

　　宝宝出生后，新妈妈不用再挺着大肚子活动了，但身材也会发生不小的变化，为产后的新妈妈又增添了新的烦恼。本章从饮食、生活护理、饮食调理、母乳喂养、不适症等方面为新妈妈的产后恢复提供了丰富的建议，让新妈妈可以边喂养宝宝，边调理好产后虚弱的身体和尽快恢复身形，做一名幸福又美丽的辣妈！

应对新妈妈身体的变化

分娩后，新妈妈的身体难免会发生一系列的变化，其中，身体疲劳、体温略升、恶露排出、轻微的便秘等都属于正常的生理现象，新妈妈无需担心，而诸如体形走样的烦恼也可以通过正确护理得以改善。

体形走样无需担心

女性生产完之后，囤积的脂肪、打开的盆骨、撑开的肚皮等都让体形不可避免地走样，此时，新妈妈可以试着通过按摩瘦腰腹来促进体形恢复。具体方法为：以肚脐为中心，在腹部沿着大肠的走向从左往右打一个"？"，并沿着"？"按摩 30 ~ 50 下，每天按摩 1 次。建议新妈妈在生产 6 周后再做此按摩，也可根据自身的恢复情况加大按摩力度。此外，产后适当做健美瘦身操、瑜伽等，也能预防或减轻因分娩造成的身体不适及器官功能失调，帮助迅速恢复健美体形。

皮肤保养有妙招

新妈妈在怀孕生产过程中，体内激素水平的变化和孕期的不适等，会使皮肤胶原蛋白流失增加，色素沉淀，加速皮肤老化，因此，产后身体要好好调养，皮肤保养亦不容小觑。

- 保证充足的优质睡眠，好睡眠塑造好气色。

- 饮食清淡，多吃富含维生素 C、维生素 E 和胶原蛋白的食物。

- 多喝开水，及时补充水分，加速毒素排泄。

乳房下垂的应对方法

产后第三天，新妈妈可以尝试这个动作，恢复乳房弹性，维持胸部肌肉的坚实：双手平放在体侧，将两手向前直举，双臂向左右伸直平放，然后上举至两掌相遇，再将双臂伸直平放回前胸后恢复原位，每天做 5 ~ 10 次。

产后护理的饮食原则

产后护理，吃是头等大事。很多新妈妈只知道产后要补充足够的营养，但对于具体的饮食宜忌缺乏一定的了解。为此，我们详细介绍了产后饮食护理的一些要点，供新妈妈参考，并推荐 4 道菜例，帮助新妈妈调补。

产后饮食宜忌

无论是顺产还是剖宫产，产后的饮食有很多宜忌，新妈妈要牢记，只有科学地补充营养，才能帮助身体更快地恢复体力，并为产后瘦身做好准备。

产后前 3 天饮食宜清淡

产后前 3 天，新妈妈首先应恢复体力，食物应以清淡不油腻、易消化吸收和营养丰富为佳，形式为流质或半流质，不要吃刺激性食物，也不要马上进补，建议适量食用牛奶、豆浆、藕粉、糖水煮鸡蛋、馄饨、小米粥、蒸蛋羹等。

产后不宜立即喝炖补汤

在分娩后，新妈妈的初乳尚不畅通，初生婴儿吃得也较少，过早喝炖补汤不仅会使乳房胀痛，还会导致乳汁分泌不畅。另外，炖补汤的脂肪含量较高，新生儿不耐受，可能会引起腹泻，也不利于产后新妈妈的身材恢复。建议新妈妈产后在正常饮食的基础上适量增加汤汁，三天后再加喝滋补汤，同时搭配蔬菜。

产后吃红糖有讲究

红糖含有丰富的钙、磷、铁、锌等矿物质，同时还含有胡萝卜素、维生素 B_2 等，性质温和，可以健脾暖胃、益气养血、活血化瘀，对产妇非常有用。月子里红糖的食用方法主要以红糖水为主，也可以将其加在水煮荷包蛋、糯米粥等甜点里食用。喝红糖水的时间不宜过长，最好控制在 7 ~ 10 天。

重视月子期的营养补充

坐月子对产后的新妈妈来说十分重要，是产后恢复身体健康、调节健康体质的重要转折点。这是因为孕妇在分娩的过程中，身体会消耗大量的体力、精力，导致产后身体处于虚弱、气血两亏的状态，坐月子能通过饮食的调养，恢复身体的良好状态，有的新妈妈产后还要承担起哺乳的重任，这些都需要充足而高质量的营养素来支持，因此，月子期营养补充至关重要。

◎少食多餐。新妈妈产后胃肠功能减弱，如果一次进食过多，会增加肠胃负担，不利于消化，对产后瘦身也无益。月子里每天可以吃5或6餐，每次不要吃太多。

◎做好食物搭配。包括食物的干稀搭配、荤素搭配等，干者可以保证营养，稀者为新妈妈补充足够的水分，荤素搭配既能保证营养均衡，又能预防产后疾病，且进食的品种越丰富，营养越均衡、全面。

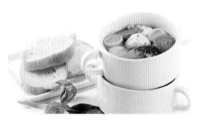

◎保证热量摄入。为了促进身体各器官的快速恢复，也为了保证新妈妈能更好地喂养照顾小宝宝，在月子期，新妈妈要保证每日摄入身体所需的充足热量，这种热量需求比普通人高，尤其是母乳喂养的新妈妈，每日所需的热量在 3000 ~ 3500 千卡（由母乳的分泌量决定，1 千卡 ≈ 4186 焦）。

◎食物宜细软。新妈妈产后体力透支，部分会出现牙齿松动的情况，此时要进食细软的食物，例如煮饭时要煮软一点，少吃油炸食品，少吃坚硬带壳的食物等，保护好牙齿，这样利于身体的消化吸收。

◎蔬菜、水果的吃法。传统习俗认为月子期中的新妈妈不应该吃蔬果，其实，新鲜的蔬果富含多种维生素和膳食纤维，产后可以食用，但要注意食用方法。应避免吃寒凉性的蔬果，蔬菜最好和肉、蛋、鱼等搭配食用，水果洗净后可放在温水中泡一泡再吃。

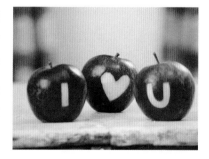

不同体质的产后调养

中医认为，人的体质是先天形成的，但与后天调养也有密切的关系。在女性的一生中，有三个重要的改善体质的黄金时期，分别是青春期、产褥期和更年期，其中，产褥期就是产后坐月子的阶段，也是用时最短、调养效果较好的阶段。

人的体质分为虚、实、寒、热四种，大部分人的体质类型是重叠的，但会随其他因素的变化而变化。体质不同，饮食调理的重点也有所不同。在中医理论中，讲究"虚则补之、实则泻之、寒则热之、热则寒之"，也就是说，调养身体要根据不同的体质来进行。产后新妈妈多数体质偏虚，因此在调养时可以不用考虑实性体质。

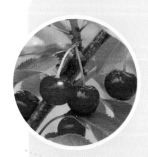

寒性体质

此体质的新妈妈通常会有脸色苍白、唇色较淡、畏寒怕冷、四肢冰凉、腰酸背痛、尿液色淡、易感冒、腹泻等症状，因其脾胃虚弱，月子期饮食不要过于油腻，可以适当进补温补型的食材或中药材，如牛肉、核桃、樱桃、草莓、苹果、黄芪、党参等，不宜吃绿豆、西瓜、苦瓜、冬瓜等寒凉食物。

热性体质

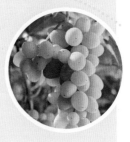

此体质的新妈妈通常有脸色或唇色较红、怕热喜凉、手心较热、口干舌燥、心浮气躁、易失眠、尿液偏黄等症状，月子期饮食要清淡多汁，易消化吸收，不会加重体内的热气，可以多吃些丝瓜、葡萄、枇杷等，不宜过多摄取酒、姜、桂圆等热性食物。

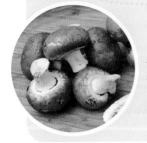

体质偏虚

此类新妈妈通常会有腰膝酸软、精神疲惫等症状，饮食上可以用小米、黄米、红薯、山药、香菇、胡萝卜、鲢鱼、豆腐、鸡肉、黄鱼等加以调养，也可以在中医医师的指导下选用中药。

多吃利于催奶的食物

俗话说"金水、银水，不如妈妈的奶水"，营养丰富又充足的母乳，是妈妈给宝宝最好的礼物。月子期，新妈妈只要掌握了催奶饮食的要点，便能促进更多优质乳汁的分泌，为宝宝的健康成长护航。

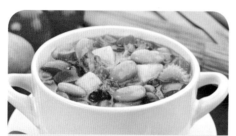

多摄取水分含量足的食物

乳汁中几乎 70% 都是水，可以说没有水分就没有乳汁。因此，新妈妈要多吃水分含量足的食物，汤、粥、鲜榨果汁等都是不错的选择。

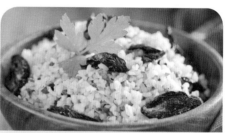

摄取足够的食物热量

泌乳需要消耗很多热量，因此新妈妈要摄取足够多的热量，保证乳汁的充足和高质量。建议多吃谷物、花生油、酸奶、坚果等食物。

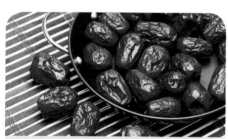

补足气血好下奶

气血是人的根本所在，对于产妇来说，如果气血虚弱，就会导致奶水过少，建议产后多吃些红枣、山药、阿胶等食物。

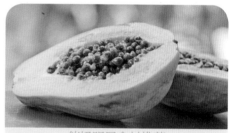

催奶明星食材推荐

猪脚、鲫鱼、木瓜、黄花菜、黄豆、花生、黑芝麻、莴笋、豆腐、茭白等食材都有很好的催奶作用，新妈妈可以用这些材料煮成汤或粥食用。

Tips

建议从产后第三天开始催乳，除了饮食调理催奶，新妈妈也可以让宝宝多吮吸乳房，或每天做一些乳房按摩、热敷等，达到更好的催乳效果。

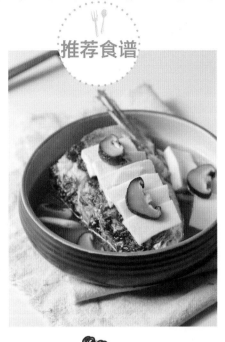

砂锅鱼头豆腐

原料 鱼头 600 克，豆腐 400 克，冬笋 35 克，姜片 20 克，蒜苗 25 克，香菇片少许

调料 盐、白糖各 3 克，料酒 5 毫升，生抽、胡椒粉、熟猪油、高汤、食用油各适量

做法

❶ 鱼头斩成两半，打上一字花刀；豆腐切片。

❷ 锅中注水烧开，将豆腐、笋片、香菇焯好。

❸ 另起锅注油，略煎鱼头，放入姜片、料酒、高汤，大火煮沸，倒入砂煲中，置于旺火上。

❹ 加盖，煮开后转小火炖一会儿；揭盖，加盐、白糖、豆腐、笋片、香菇、蒜苗梗、生抽、蒜苗叶、熟猪油、胡椒粉，略煮，端下砂煲即成。

功效： 豆腐的蛋白质含量高，不仅含有人体必需的八种氨基酸，而且比例也接近人体需要，营养价值较高，是产妇的理想食品。

冬瓜鲜菇鸡汤

原料 水发香菇 30 克，冬瓜块 80 克，鸡肉块 50 克，瘦肉块 40 克，高汤适量

调料 盐 2 克

做法

❶ 锅中注水烧开，倒入洗净的鸡肉和瘦肉，汆去血水捞出，过一次凉水，备用。

❷ 锅中注入适量高汤烧开，倒入鸡肉、瘦肉、冬瓜、香菇，拌匀。

❸ 加盖，用大火煮 15 分钟后转中火煮 2 小时至食材熟软。

❹ 揭盖，加盐调味，盛出煮好的汤料即可。

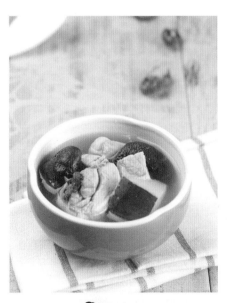

功效： 鸡汤是产后坐月子的滋补汤料，与冬瓜、鲜菇一起炖汤，营养更为丰富，且易于消化，是产妇的理想菜品。

虾仁菠菜面

原料 菠菜面 70 克,虾仁 50 克,菠菜、上海青各 100 克,胡萝卜 150 克

调料 盐 5 克,鸡粉 3 克,水淀粉、食用油各适量

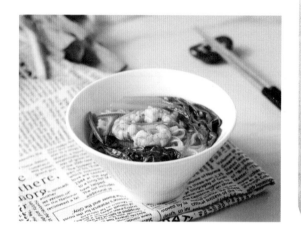

做法

❶ 洗净的上海青切瓣,菠菜切段,胡萝卜切丝,虾仁去除虾线。
❷ 虾仁装碟,加盐、鸡粉、水淀粉,拌匀,腌渍 5 分钟至入味。
❸ 锅中注水烧开,加入食用油、上海青、盐,煮熟后捞出。
❹ 放入菠菜面、胡萝卜、菠菜,煮软,再放入虾仁、鸡粉,拌匀。
❺ 把煮好的面条和材料装碗,放入上海青即可。

功效:虾仁肉质松软,蛋白质含量是鱼、蛋、奶的几倍到几十倍,是产后极好的调补食物。

蜂蜜玉米汁

原料 鲜玉米粒 100 克

调料 蜂蜜 15 克

做法

❶ 取榨汁机,选择"搅拌"。
❷ 将洗净的玉米粒装入搅拌杯中,加入纯净水。
❸ 加盖,榨取玉米汁;揭盖,将榨好的玉米汁倒入锅中。
❹ 加盖,用大火加热,煮沸;揭盖,加入蜂蜜,拌匀盛出即可。

功效:玉米有着健脾益胃的功效,蜂蜜富含糖类,二者搭配制成汁,可以有效为产妇补充能量,还可以缓解产后失眠。

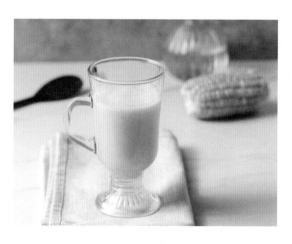

新妈妈的生活护理

新妈妈产后的生活护理一定要重视并做好，因为这些生活细节不仅关系到产后身体和精神状态的恢复，更会影响到新妈妈日后的健康，以及能否顺利地抚育新生儿健康成长。一般来说，新妈妈的产后生活护理主要有以下几个方面。

什么时候可以出院

对于顺产的产妇来说，如果分娩后 B 超检查等相关检查没有异常，身体恢复状况良好，基本上三天就可以出院了；剖宫产的新妈妈由于伤口较大，受到的伤害比顺产多，一般需要 6 天才能出院。对于有难产或身体较虚弱的产妇，要在医生的指导下根据实际情况适当延长住院的时间。

产后衣着的注意事项

产后的衣着穿戴除了满足防暑、保暖的需要外，更重要的是保证新妈妈的身体健康，使新妈妈感觉舒适。

◎注意衣服的质地。新妈妈的衣着应选择棉、麻、丝、羽绒等质地，这些纯天然材料十分柔软、透气性好，能吸湿、保暖。注意不要选择容易引发过敏和皮肤感染的化纤面料。

◎选好衣服的颜色。新妈妈的衣着颜色以浅色系为宜，一是因为浅色不容易褪色，可以避免产后新妈妈因为出汗过多而导致衣服颜色脱落，形成色斑块；二是因为新生儿视觉发育尚不完善，新妈妈如果穿衣色彩过于鲜艳炫目，会对宝宝形成过度的视觉刺激，不利于其眼睛发育。

◎衣着要宽大舒适。产后新妈妈不适合穿紧身衣、牛仔裤及束胸，这些衣服不利于血液畅通，对产后恢复不利。正确的衣着应选择宽大的款式，以感觉舒适为宜。

◎鞋子宜软不宜硬。新妈妈的鞋子以穿布鞋为佳，不要穿硬底鞋，更不能穿高跟鞋，以防产后足底、足跟痛，或下腹酸痛。

产后个人卫生护理

产后的个人卫生护理，对于促进身体尽快康复、预防多种产后疾病起着至关重要的作用，新妈妈切不可忽视。

◎温水擦洗乳房。新妈妈产后需要保持乳房的卫生，包括乳头。建议每天用温水擦洗，并用干净的软毛巾擦干。对于哺乳妈妈来说，给宝宝喂奶前后也要及时擦洗。

◎月子期刷牙有妙招。月子期新妈妈抵抗力差，口腔细菌易繁殖、感染，因此要正确刷牙。最好选用三排毛牙刷和刺激性小的牙膏，采用"竖刷法"，使用温水，动作轻柔。

◎洗头洗澡要保暖。产后汗腺活跃，新妈妈要及时洗头、洗澡，注意水温的选择，并做好保暖措施，如及时擦干身体、吹干头发等，以防着凉。

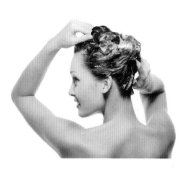

◎注意会阴卫生。产后，特别是产褥期，新妈妈会阴分泌物较多，应特别注意卫生。每天可以用温和洗剂清洗，并保持会阴干燥，必要时勤换会阴护垫。

产后休息注意事项

很多新妈妈都知道产后休息的重要性，但是在具体坐月子时，往往容易忽视一些细节，或者听信不科学的传统说法。产后休息，要注意以下事项：

◎坐月子不能捂。民间素有"捂月子"的风俗，在坐月子时，把房间封得严严实实，头用围巾包裹起来，被子也盖得厚厚的，其实这样做对新妈妈和新生儿都不利，坐月子的房间一定要及时通风，最好有阳光照射，保持空气新鲜、清洁卫生。

◎不能完全卧床休息。一般产后第一天，新妈妈要在床上充分休息，使精神和体力得以恢复，24小时后，可起床做轻微的活动，以加速血液循环、组织代谢和增进食欲。

◎不要睡过软的床。新妈妈睡过软的床，容易导致骨盆损伤，因为女性的卵巢在妊娠末期会分泌一种松弛素，这种松弛素会使产后骨盆失去完整性和稳固性，建议新妈妈选择较硬的弹簧床。

产后使用腹带的注意事项

对于一般的产妇来说，分娩后由于身体虚弱，体内各韧带弹性无法立即恢复，很容易产生内脏下垂，包括胃、肾、肝脏以及子宫。因此，建议新妈妈在产后使用腹带，帮助机体支撑内脏器官。而对于剖宫产的产妇而言，手术后的7天内使用腹带，可以有效止血，促进伤口愈合。

腹带应在每天饭后半小时，排尿之后绑上，晚上睡觉之前取下。具体的腹带绑法是：仰卧，屈膝，将脚底平放在床上，臀部抬高；双手放到下腹部，手心向前，往心脏处推；推完后，拿起腹带从髋部耻骨处开始缠绕，前5～7圈重点在下腹部重复缠绕，每绕一圈半斜折一次，接着每圈挪高大约2厘米由下往上环绕，直至盖过肚脐，再用回形针固定。拆下时，边拆边将腹带卷成圆筒状，方便下次使用。

在绑腹带时要注意，不要绑得过紧，正常分娩的产妇，应加强锻炼，经常做产妇操等，不宜长期依赖腹带的使用。对于剖宫产的产妇来说，在腹部拆线后，也不宜长期绑腹带。

恢复性生活的时间

一般情况下，产妇在产后6～8周可以恢复性生活，切不可过早。这主要是因为分娩时撑大了的阴道壁内膜变得很薄，子宫内部有裂伤，完全愈合需要3～4周时间，且分娩时开放的子宫口短期内也不能完全闭合。而且，无论是做会阴切开术的产妇还是剖宫产的产妇，其伤口大约需要6周才能复原。

如果过早开始过性生活，子宫还没有完全关闭，那么细菌就会趁机通过子宫口侵入子宫，再经过没有恢复好的胎盘侵入母体，引起生殖道炎症，如子宫肌炎、子宫内膜炎、急性盆腔结缔组织炎、急性输卵管炎以及败血症等。如果这些炎症得不到及时治疗，或治疗不彻底，就会形成慢性炎症，出现下腹、盆腔疼痛不适，甚至久治不愈，严重时还会危及生命。此外，子宫收缩不完全也会造成出血状况，特别是对于高危妊娠人群来说，更应注意把握性生活开始的时间和次数。

建议产妇在产后42天到医院复诊，详细检查缝线有没有完全吸收、伤口是否愈合、子宫是否恢复到常态，以及排卵周期是否已经开始，再决定是否恢复性生活。

改善产后阴道松弛

新妈妈产后阴道松弛的现象非常普遍，尤其是对于顺产的产妇来说，正常宝宝头部的直径约有 10 厘米，而产妇的正常阴道直径仅为 2.5 厘米，顺产分娩时，阴道经过宝宝的挤压，明显扩张，造成了产伤，肌肉和处女膜痕受到彻底破坏。弹性下降，从而造成产后阴道松弛，影响性生活质量。那么，产后阴道松弛如何恢复和改善呢？主要有运动法、手术法和药物疗法，一般建议采用运动法，无不良反应，对身体也有益。

◎屏尿法。在小便的过程中，有意识地屏住小便几秒钟，中断排尿，稍停后再继续排尿。如此反复训练，可以提高阴道周围肌肉的张力，改善肌肉松弛。

◎提肛运动。即有规律地往上提收肛门，然后放松，一提一松，经常练习，可以很好地锻炼盆腔肌肉。

◎收缩运动。采取仰卧的姿势，放松身体，将一个手指轻轻插入阴道，然后夹紧阴道，持续 3 秒钟后放松，反复练习几次，时间可以逐渐加长，能增强阴道紧实感。

◎走路运动。在走路时，有意识地绷紧大腿内侧及会阴部的肌肉，然后放松，重复练习，一段时间后会阴会逐渐收紧。

患有产后阴道松弛的新妈妈，除了加强会阴肌肉部位的锻炼外，产后还应该保证摄入足够的营养素，多吃些猪脚、银耳、黄豆等富含胶原蛋白的食物，以帮助肌肉弹性的恢复。

产后祛斑的方法推荐——果蔬祛斑

产后美容关系到新妈妈的外貌和身心健康，其中，祛斑是重要的一环。下面介绍的果蔬祛斑方法，简单易行，天然健康，新妈妈不妨一试。

果蔬祛斑吸取了天然精华，其所含的维生素和微量元素对恢复肌肤弹性，滋润光泽和美白祛斑效果显著，而且安全健康。用果蔬祛斑主要有两种形式，一是将新鲜果汁涂抹在面部，二是用果蔬做面膜。

产后重视妇科检查

产后很多新妈妈都不重视妇科检查，这会给身体埋下极大的健康隐患，因为有些病症是隐性的，很容易被忽视。

经历了妊娠、分娩的新妈妈，经过一个月的休养后，身体状况基本恢复到了孕前的水平，但也不排除产后各脏器、伤口康复不佳的情况，尤其是曾患有妊娠合并症和妊娠并发症的新妈妈，更应该重视产后检查。一般来说，产后 42 ~ 56 天是去医院检查的好时机。产后检查基本是全身检查，侧重于生殖器官方面，尤其是子宫的复旧情况和会阴伤口的恢复，全程检查完大约需要 1 小时时间。

建议新妈妈去自己的分娩医院进行复诊检查，因为那里的医生相对而言比较了解你的妊娠和分娩情况，必要时还可以查找之前的病历资料。在检查过程中，面对医生的问诊，新妈妈应尽量将自己的情况详细地告知医生，配合医务人员做好检查。

注意保暖、防暑

产后坐月子，保暖、防暑很重要。因为新妈妈往往身子虚弱，抵抗力差，如果不能根据温度的变化做好保暖或防暑措施，很容易落下病根。

保暖工作这样做

首先不要让冷风直吹，新妈妈的床至少要离窗户 1.5 米，如果需要开窗通风，建议先离开房间；其次要保持房间温暖，温度以冬季 18 ~ 22℃或夏季 24 ~ 26℃为宜；最后还要注意穿衣保暖和忌食寒凉食物。

防暑工作这样做

要防暑，首先要多开窗通风，保持室内空气的新鲜，每次开窗通风应不低于 15 分钟；其次要注意衣着的合适，最好选择舒适宽松的款式和通风吸汗的面料；饮食方面建议吃些绿豆等防中暑的食物，多喝淡盐水，补充身体出汗流失的水分。

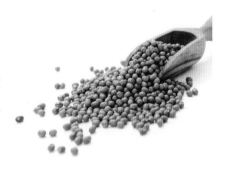

新妈妈哺乳常识

新妈妈的乳房并非只有哺乳的功能，更是女性美的标志。都说母乳是宝宝最好的食物，新妈妈产后哺乳，需要了解充分的哺乳常识，以期为宝宝提供健康的母乳，防止乳房变形，并减少乳房疾病和不适的发生。

初乳的营养价值

初乳中含有新生儿所需的基本营养物质，适宜其消化、吸收和利用。其中，含有的维生素D能预防早期佝偻病，维生素E可预防贫血，牛磺酸能保护视力和促进胆汁代谢，分泌性免疫球蛋白能抵抗大肠杆菌等。此外，初乳中还含有大量的活的白细胞，具有极强的杀菌能力，对宝宝有益。

正确的哺乳姿势

◎床上坐位哺乳。新妈妈背靠床头坐或采用半坐卧位，让家人帮助将背后垫靠舒服，把枕头或棉被叠放在身体一侧，其高度约在乳房下方，可根据个人情况自己调节，然后将宝宝的臀部放在垫高的枕头或棉被上，腿朝向自己身后，用胳膊抱住宝宝，使他的胸部紧贴自己的胸部，最后用一只手以"C"字形托住乳房，让宝宝含住乳头和大部分乳晕。

◎床下坐位哺乳。新妈妈坐在床边的椅子上，身体靠近床沿，并与床沿呈一夹角，把宝宝放在床上，用枕头或棉被把他垫到适当的高度，使他的嘴巴刚好含住乳头，然后一只手环抱住宝宝，另外一只手呈"C"字形托住乳房给宝宝哺乳。

其实，采取什么样的姿势是其次，只要新妈妈和宝宝觉得舒适就好。哺乳的意义在于让宝宝对乳头进行有效的吮吸，以促进射乳反射和泌乳素的分泌，同时也让宝宝适应和习惯新妈妈的乳头。

此外，正确的哺乳体位还能促进新妈妈泌乳—哺乳—泌乳的良性循环，让妈妈和宝宝都健康。

哺乳期应注意乳房的护理

哺乳期间，乳房要连续工作，因此新妈妈要悉心呵护乳房，可以从以下几个要点来做好乳房的护理：

◎选用合适的乳罩。选用专门的哺乳胸罩，既能很好地支持乳房，又不压肩。

◎做好乳房的清洁。每天坚持用温水清洗，必要时可以涂抹润肤露。

◎乳房按摩和锻炼。适当地按摩和做胸部运动，能使乳房更坚挺、美丽。

产后涨奶的处理方法

新妈妈如果未能及时哺喂，或哺喂的间隔时间过长，乳汁分泌过多，都可能造成产后涨奶。建议新妈妈这样处理：

◎及早开奶。宝宝出生半小时内就要开始哺喂母乳，2～3小时喂一次，能减少涨奶。

◎用吸奶器。吸奶器能帮助吸出宝宝无法吃完的奶，缓解涨奶。

◎热敷、按摩。哺乳前可用湿热的毛巾热敷乳房几分钟,配合轻柔的按摩和拍打动作。

不宜母乳喂养的情况

虽然母乳喂养对宝宝和妈妈都有益，但新妈妈要注意，如果自身患有某些疾病，如各种急慢性传染病、精神疾病、甲状腺功能亢进、肾病、乳房疾病以及艾滋病毒感染等，就不适合进行母乳喂养了。

哺乳期避孕的方法

目前，较为合适的哺乳期避孕方法是工具避孕，常用的避孕工具有阴茎避孕套、阴道隔膜、宫内节育器等。其中，阴茎避孕套使用简单，效果可靠，新妈妈可以采用。

产后不适与疾病防治

产妇分娩耗费了大量的体力与精力，身体变得虚弱，抵抗力下降，易受多种疾病的侵扰，一不小心，就会落下病根。从坐月子的第一天开始，新妈妈时刻要注意产后不适与疾病的预防和治疗，以期恢复良好的身体状态。

恶露不净

产后新妈妈阴道里会流出血液、坏死的蜕膜组织及宫颈黏液等，这些就是恶露。正常恶露持续时间为 2～4 周，剖宫产恶露要少些，但若血性恶露持续 2 周以上、量多或为脓性、有臭味，就属于恶露不净了。

防治措施

❶ 饮食帮助恶露排出。产后食用猪肝、红糖等，均有助于新妈妈体内恶露的排出。

❷ 勤换卫生护垫。刚开始每小时更换一次，之后两三小时换一次即可。更换护垫时，要由前向后拿掉，以防细菌感染阴道。

❸ 便后清洗会阴。大小便后应用温水清洗会阴，并用软毛巾由前往后擦拭干净。

产后出血

产后少量出血是正常的生理现象，但如果经常大量出血，新妈妈就要引起重视了。引起产后出血的原因有子宫收缩乏力、胎盘滞留、凝血功能障碍、软产道裂伤等，其中子宫收缩乏力最为常见。

防治措施

❶ 注射缩宫素。对有可能出现子宫收缩乏力的孕妈妈，在胎儿娩出后宜立即注射缩宫素，促进子宫收缩，减少产后出血。

❷ 多吃补血的食物。如动物的肝脏和血液、蛋黄、红枣、香菇等食物。

❸ 正确保养子宫。胎儿娩出后不要过早牵拉脐带或粗暴按摩子宫，以免引起胎盘嵌顿，导致产后出血。

产后尿失禁

尿失禁是指膀胱不能维持其控制排尿的功能，使得尿液不由自主地流出的状况，多见于产后新妈妈，表现为每天排尿 8 次以上，但总感觉排尿不尽；夜尿频繁，忍尿有困难；做跳跃、大笑、打喷嚏、弯腰、咳嗽等动作时，尿液会不由自主地流出。产后尿失禁归根结底是由于女性在妊娠分娩过程中的骨盆底损伤造成的。

防治措施

❶ 日常多喝水。多喝水能增强膀胱肌肉的弹性，促进其控制排尿功能的恢复。

❷ 做骨盆底操。新妈妈每天坚持做 10 ~ 15 分钟骨盆底操，能增强会阴弹性，促使盆底肌肉和松弛的腹壁恢复张力，从而增强膀胱的收缩功能。

❸ 及时排尿。如果新妈妈感觉有尿意，应及时排尿，避免经常忍尿而造成膀胱韧性下降，加重尿失禁。

❹ 多吃新鲜蔬果。新鲜的蔬菜和水果富含膳食纤维，能促进肠道蠕动，改善便秘，从而减轻腹压对盆底肌肉的压力。

产后便秘

新妈妈产后饮食正常，但大便几日不解或排便时干燥疼痛，难以解出，称为产后便秘。产后便秘多半是由于新妈妈胃肠功能减弱，活动减少，导致排便力减弱。产后便秘不仅会影响新妈妈的身体健康，还会影响乳汁的质量，因此，新妈妈应及时防治。

防治措施

❶ 饮食调节。产后新妈妈的饮食要合理搭配，荤素结合，建议多吃一些富含膳食纤维的新鲜蔬菜、水果等，保证充足的水分摄入，防止肠道干燥、蠕动变慢而导致便秘。还可以适量摄取蜂蜜、香蕉、松子等润肠通便的食物，促进排便。

❷ 适当运动。产后应维持轻度的运动量，经常下床走动，刺激肠胃蠕动。

❸ 经常按摩。将掌心放于肚脐，以肚脐为中心，按顺时针方向螺旋状画圈，按摩整个腹部。每天按摩 2 次，能起到疏通宿便的作用。

产后贫血

产后贫血也是新妈妈常见的症状之一，其原因主要有两个，一是妊娠期就有贫血症状，未能及时改善，分娩后不同程度的失血使得贫血加重；二是妊娠期间孕妈妈的各项血液指标正常，分娩时由于出血过多，导致产后贫血。产后贫血较轻的新妈妈，除面色苍白外，无其他明显症状；病情较重者，则会有面黄、水肿、浑身乏力、头晕、呼吸短促等症状。

防治措施

❶ 多吃补血食物。动物的肝脏和血液、瘦肉、红枣、黑木耳、阿胶、红糖、桂圆、菠菜、花生、豆类都是补益气血的良好食材，新妈妈产后滋补身体可以多吃一些，有助于预防贫血。

❷ 搭配补充维生素 C。维生素 C 能促进人体对铁的吸收，同时还可以增强免疫力。新妈妈在食用补血食物的同时，可以多吃些新鲜蔬果，如菠菜、猕猴桃、橙子、柠檬等，改善贫血的效果更好。

❸ 对症治疗。对于贫血情况较为严重的新妈妈来说，仅靠食补是不够的，建议去医院输红细胞，纠正贫血。

产后脱发

产后脱发也叫分娩性脱发。据统计，有 30% ~ 40% 的妇女在坐月子过程中会有不同程度的脱发现象。这是因为怀孕后体内的雌激素分泌增多，使得头发的寿命延长，新妈妈分娩后，体内的激素水平逐渐恢复正常，就会伴随产后脱发现象。

防治措施

❶ 保持乐观情绪。为预防和减少脱发，新妈妈怀孕期和哺乳期都要保持乐观的情绪，有利于调节人体的内分泌系统，减少头发脱落。

❷ 经常梳头。产后经常梳头发，能帮助按摩头皮，促进毛发的血液循环和新陈代谢，建议新妈妈选用牛角梳。

❸ 多吃养发食物。黑芝麻、花生、海产品、豆类、何首乌、覆盆子等都是对促进头发生长有益的食物，新妈妈可以多吃。

产后腹痛

新妈妈分娩后会出现下腹阵发性疼痛，即为产后腹痛，又称为宫缩痛，是一种正常的生理现象。在哺乳时，这种疼痛会较为明显，主要是子宫复旧过程中收缩引起的。一般在产后3～4天会自然消失，最多产后一周内消失。

防治措施

❶ 按摩化解腹痛。不管是自然产还是剖宫产，新妈妈产后都有腹痛的现象，此时可以通过按摩腹部促进子宫收缩和恶露排出，注意力度一定要轻柔。

❷ 用毛巾热敷腹部。腹痛时，可以将热毛巾敷在新妈妈的腹部，能缓解疼痛。

❸ 保证良好的休息。充足的睡眠和休息时间是产后身体快速恢复的重要保证，尤其是产后前三天，新妈妈一定要卧床休息，避免久站、久坐、久蹲，防止子宫下垂、脱肛而引起腹痛。

产后腰酸背痛

产后腰酸背痛是困扰新妈妈的又一产后问题，主要表现为腰、臀、背疼痛。部分患者伴有一侧腿痛，疼痛部位多为下肢内侧或外侧，大多是由于分娩时子宫的收缩和神经的牵张反射导致腰骶骨关节受损。另外，产后休息不当，起居不慎等也会引起产后腰酸背痛。

防治措施

❶ 注意休养。新妈妈产后要注意休息和增加营养，不要过早久坐和久站，更不要过早地进行体力劳动和负重。

❷ 产后适量运动。产后操、产后瑜伽等运动都是十分适合新妈妈做的运动，可以有效缓解分娩导致的身体疲劳，加速韧带恢复等。

❸ 注意腰背部保暖。腰背部是新妈妈产后需要加强护理的部位之一，无论是夏天还是冬天，都应做好保暖工作，防止受寒而引起疼痛。

产后乳腺炎

产后乳腺炎是新妈妈坐月子期间的高发病症之一。产后乳腺炎主要是由病菌通过乳头皮肤的破损处入侵所致；如果哺乳妈妈出现乳汁淤积的情况，也可能导致乳腺炎。尤其是急性乳腺炎，不仅会妨碍母乳喂养，还会影响新妈妈的身体健康。

防治措施

❶ 从孕期开始护理乳头。准妈妈从怀孕 4 ~ 5 个月开始，就应常用温皂水和柔软的毛巾擦洗乳头，减少细菌入侵。

❷ 采用正确的哺乳姿势。哺乳时，新妈妈最好采取坐式或半坐式，不要让宝宝只含到乳头，而应将乳晕一同含住，更不要让宝宝含着乳头睡觉。

❸ 避免穿戴有钢托的胸罩。有钢托的胸罩会挤压乳腺管，造成局部乳汁淤积，导致急性乳腺炎。新妈妈可选用专门的哺乳胸罩，既能防止乳房下垂，又方便哺乳。

产褥感染

产褥感染是由于病菌侵入生殖器官而引发局部或全身的炎症反应，是新妈妈产后较易患上的疾病之一。产褥感染，轻则影响新妈妈的身体健康，延长产后康复时间，重则危及生命。因此，一定要做好防治工作。如果不幸患上产褥感染，新妈妈要积极配合医生治疗。

防治措施

❶ 从怀孕起注意清洁卫生。孕期阴道分泌物会有所增加，孕妈妈要经常用温水清洗外阴，做好个人卫生，预防细菌感染。

❷ 孕后期禁止性生活。在怀孕的后三个月及产后42天内，新妈妈要禁止性生活。因为这一阶段身体较为虚弱，很容易引起外阴感染。

❸ 增强抵抗力。新妈妈在分娩过程中，要多吃有营养的物质，多喝水，并保证充足的休息，以增强身体的抗病能力。

❹ 积极做分娩治疗。分娩时，如果发生胎膜早破、产程延长、产道损伤、产后出血等，应及时进行抗感染治疗。

产后失眠

很多新妈妈都有这样的烦恼，自从生了宝宝之后就再也没睡过好觉了。新妈妈产后未能及时适应角色的转变，精神处于过度紧张的状态，再加上激素分泌的改变，这些都是导致产后失眠的重要因素。另外，产后头痛、抑郁、脱发、半夜哺乳等，也可能引起失眠。

防治措施

❶ 睡前两小时内不要进食。睡前进食，会影响消化系统的正常运作，不利于睡眠。产后失眠的新妈妈可以在睡前两小时喝一杯温热的牛奶，助眠效果较好。

❷ 适当运动。睡前适当做些身体锻炼，如散步、爬楼梯，能放松全身紧张的肌肉，更快入睡。

❸ 睡前泡脚。用温热的水泡脚，能促进脚底的血液循环，放松身心的同时，失眠也得到了有效的缓解和改善。

产后抑郁症

有的新妈妈在分娩后，精神状态会发生很大的变化，往往会出现烦躁、易激动、焦虑不安、失眠、情绪低落、忧郁、爱哭等表现，这种现象以产后3～4天最为明显，称为产后抑郁症。常见于产后身体恢复状况不好的初产新妈妈、性格内向的新妈妈、妊娠或分娩过程中状态不佳的新妈妈以及与家人关系不好的新妈妈等。

防治措施

❶ 增加钙质补充。新妈妈每天摄取1000毫克以上的钙质，能有效减少产后抑郁症的发生，例如每天喝点牛奶，吃些虾皮、豆腐、奶酪、黄豆等富含钙的食物。

❷ 保持心情愉快。新妈妈在产前应积极消除焦虑、恐惧和紧张情绪，避免各种不良的精神刺激，有效减少产后抑郁症的发生，例如可以听些轻音乐，做些自己喜欢的事情等。

❸ 抑郁症严重者应及时就医。如果产后抑郁症状严重且持续时间长，新妈妈应及时就医，以免加重病情，影响身体健康。

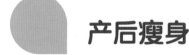

产后瘦身

产后身体的调养是一方面，瘦身同样是很多爱美辣妈追求的极致目标。然而，很多新手妈妈并不了解产后瘦身的要点，盲目瘦身不仅达不到想要的修身效果，甚至可能给身体带来不必要的伤害，新妈妈一定要引起足够的重视。

产后瘦身的适宜时间

产后瘦身是大部分新妈妈都要面对的一大问题，但是时间一定要把握好。太早瘦身，体质容易随之下降，精神萎靡不振；过晚瘦身，则可能错过最佳时机，成效甚微。因此，新妈妈应该在自己身体可以承受的范围内，从产后6～8周开始，有计划地瘦身。

产后瘦身的原则

新妈妈是一个特殊的群体，产后瘦身不同于日常的减肥瘦身，掌握以下产后瘦身的原则，能让新妈妈的产后瘦身事半功倍。

◎忌用减肥药和减肥茶。减肥药和减肥茶是目前应用较为广泛的一类瘦身产品，是通过抑制食欲或增加排泄来达到减轻体重的目的，但这类瘦身产品不适合新妈妈，若服用这类产品，很可能导致身体失调。另外，对于哺乳的新妈妈来说，药物中的某些成分会通过乳汁进入宝宝的身体，增加宝宝的肝肾压力，损害其肝肾功能。因此，新妈妈产后瘦身忌用减肥药和减肥茶。

◎体质虚弱的新妈妈不适合瘦身。有的新妈妈身体比较虚弱，暂时不能恢复到正常状态，此时最好不要急着瘦身，应先将身体调理好，再采取合适的瘦身计划，以免适得其反。

◎单靠母乳喂养瘦身是不够的。有的新妈妈认为，母乳喂养消耗了自身很多热量，不需要另外安排瘦身计划，其实，这样瘦身是远远不够的。如果新妈妈放弃饮食和运动的配合，哺乳消耗的热量很快就会补回来，体重可能不减反增。

产后瘦身的饮食要点

产后瘦身需要多种方法结合，饮食、运动双管齐下，才能达到更快、更好的效果。产后瘦身的饮食调养，主要包括以下几个方面：

◎多吃鱼，少吃肉。鱼肉含有丰富的优质蛋白质，而脂肪含量低，是很好的瘦身食品；肉类普遍含有脂肪，摄入过多，不利于减肥瘦身。

◎多吃菜，少吃主食。蔬菜几乎不含脂肪，其富含的膳食纤维能增加饱腹感，可帮助食欲较好的新妈妈减少脂肪的摄入；主食中含有的淀粉较多，容易转化为脂肪，囤积在体内。

◎多吃水果，少吃零食。产后新妈妈可以多吃些水果，热量低；零食中的添加剂较多，不仅不健康，而且容易使人发胖。

◎午餐多吃，晚餐少吃。午餐摄入的食物很容易在下午的活动中消耗掉，而晚餐如果摄入过多，不仅会影响晚上的睡眠，未能消耗的热量还会在体内堆积，对减肥不利。

◎调整进餐顺序。新妈妈进餐时，调整一下进餐顺序，先吃蔬菜及蛋白质含量丰富的食物，然后吃主食，能有效减少热量的摄入。

产后瘦身的运动要点

产后瘦身运动是既健康又有效的瘦身方式首选，新妈妈可以根据自身的特点和喜好选择适合的运动项目，并进行长期有效的锻炼，以达到瘦身的目的。

◎运动要适量。产后瘦身运动最好控制在每天 1 ~ 2 次，每次 30 ~ 40 分钟。如果新妈妈运动过程中感觉劳累或身体不适，应暂停休息，切不可勉强自己。

◎运动需长期坚持。新妈妈身上多余的脂肪是怀孕过程中累积而成。因此，产后瘦身运动要做好持久战的准备，切不可过于急躁。

◎瘦身与塑形相结合。瘦并不等于美，产后瘦身，最好与塑形相结合，边瘦身边塑造挺拔、优美的体态。另外，产后新妈妈的身体韧带拉开，比较柔软，是塑形的黄金时期。

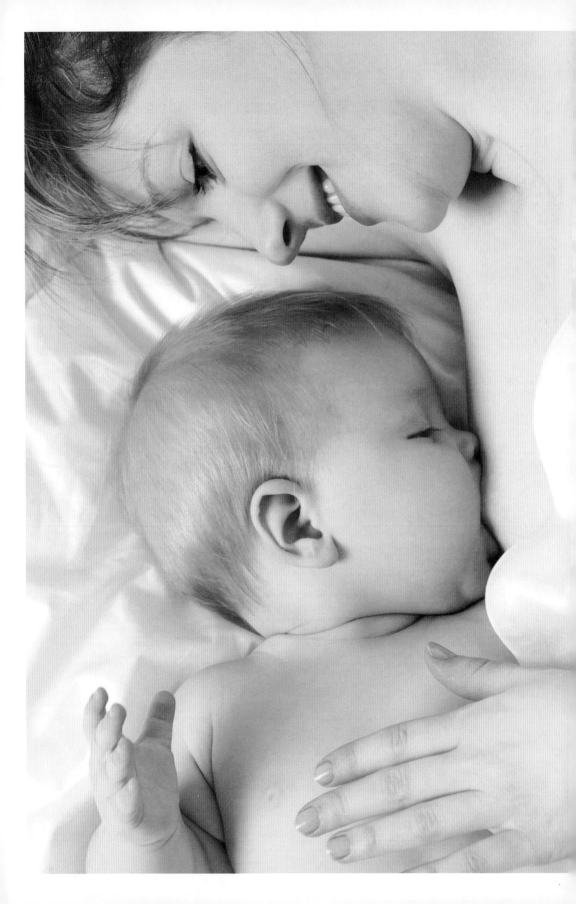

Chapter 04

新生儿护理，关心宝宝成长的点滴

当全家都沉浸在小生命降临的喜悦中时，千万不可忽略了对新生儿的护理。新生儿十分娇嫩，对外界还未完全适应，需要爸爸妈妈用爱和耐心精心呵护。本章列出了在新生儿护理过程中可能遇到的常见问题，目的是为新手爸妈提供科学的养育指导，让新生儿慢慢变得强壮，并逐渐适应新的环境。

新生儿的身体和生理特征

宝宝从刚出生到出生后 4 周，被称做新生儿。新生儿大多拥有大大的头，四等身身体，短小、蜷缩着的四肢以及握着拳头的小手等。吃奶、睡觉、哭和排泄是他们的主要生理活动。

新生儿体格标准

生理指标	出生时	满月时
体重	2.5 ~ 4 千克	男婴约 5 千克，女婴约 4.7 千克
身长	47 ~ 53 厘米	男婴约 57.1 厘米，女婴约 56.2 厘米
头围	33 ~ 34 厘米	男婴约 38.4 厘米，女婴约 37.6 厘米
胸围	约 32 厘米	男婴约 37.9 厘米，女婴约 37.1 厘米

正确认识新生儿

视觉

宝宝刚出生时的视力大约是 0.02，能看清 20 ~ 30 厘米距离内的人或物，尤其是妈妈的笑脸、强烈的对比色等。

听觉

宝宝还在妈妈肚子里时，听力就开始发育，能听到妈妈和爸爸的声音。宝宝出生后，听力会快速发育，对噪声和大一点的声音非常敏感。

触觉

宝宝的触觉发达了，被妈妈或爸爸抚摸时，会很安心。此外，通过触摸所产生的刺激，也会促进其他各种感官与能力的发展。

嗅觉

虽然眼睛还看不太清，但宝宝能闻到味道。依偎在妈妈的怀抱，闻着妈妈的气味，就能感受到妈妈的存在。

味觉

宝宝喜欢像妈妈胸部那样甜甜的味道，讨厌苦味与酸味。他（她）能够感受到妈妈所吃的食物对母乳味道的改变。

头：头比较大，头骨还没有定型，头顶的囟门会随着呼吸一起一伏。由于分娩过程中的压迫，一些宝宝头部会呈现奇怪的形状，但慢慢就会变得正常。

皮肤：宝宝出生后几天，身上的皮肤会开始脱落，皮肤的颜色会变黄，也可能会起皮疹，但这很常见，一般几天后就会自然痊愈。

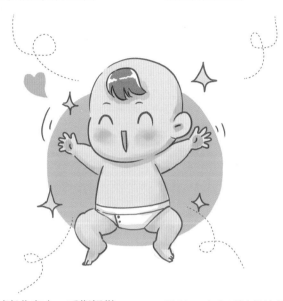

手、脚：两边手肘弯曲向上，手指轻微弯曲，呈握拳状。股关节打开，膝盖弯曲。由于脚还没有踩踏到地，脚底通常呈现扁平足状态。

肚脐：生产后被剪掉的部分脐带会留在宝宝的肚子上，1 ~ 2周后会自然干燥脱落，但这期间一定要护理好。

体温
新生宝宝的体温通常会偏高，在36.7℃左右，上下午温差不超过0.25℃。此时，宝宝还不能自行调节体温，因此需时刻注意调节室温、服装和寝具。

呼吸、脉搏
刚出生的宝宝以腹式呼吸为主，呼吸很浅，且频率忽快忽慢，通常为每分钟40 ~ 60次，脉搏则约120下。呼吸时，宝宝的肚子会上上下下。

大小便
新生儿出生后12小时左右开始排胎便，呈墨绿色或黑色黏稠状；约48小时后，变为混着胎便的乳便。新生儿出生后24小时内会排尿，每天10余次。

新生儿特有的生理现象

刚出生的宝宝似乎一整天都在睡觉，除了吃就是睡。而这两样恰好就是新生儿成长发育的最大动力。除此之外，新生儿还会保持一些自己特有的生理现象，这些生理现象会随着宝宝的成长逐渐消失。

◎出生后 3 ~ 4 天内体重会减轻。宝宝出生后 3 ~ 4 天，体重会有所下降，这是"生理性体重丧失"。随着宝宝进食量的增加，体重会慢慢恢复正常和稳定。约在出生 10 天后，宝宝进入快速生长阶段。

◎出生头两三天眼睛会有斜视。新生儿早期眼球尚未固定，看起来会有些斜视，属于正常现象。如果 3 个月后，宝宝仍旧斜视，应及时去医院就诊。

◎几乎整天都处于睡眠状态。新生儿平均每天有 18 ~ 22 小时的睡眠时间。一般情况下，宝宝只在饿了想吃奶时，才会醒过来哭闹一会儿，吃饱后又会安然地睡着。新生儿的睡眠时间会随着月龄的增长而逐渐减少。

◎哭，但泪水不多。新生儿期的宝宝，除了吃、睡、排泄，就是哭。无论是饿了、热了、冷了，还是尿湿了、不舒服，都会用哭声来表达。但由于新生儿的泪腺所产生的液体量很少，所以会出现宝宝哭但是没有眼泪的情况。

◎尿出红色尿。新生儿出生后 2 ~ 5 天，由于小便较少，加之白细胞分解较多，使尿酸盐排泄增加，可使尿液呈红色。这时可加大哺乳量或多喂温开水以增加尿量，防止结晶或栓塞。

◎"脱皮"。几乎所有的新生儿都会有脱皮的现象，这是新生儿皮肤最上层角质层发育不完全而引起的脱落。这种脱皮现象全身都可出现，以四肢、耳后较为明显，无须采取特殊措施，待其自然脱落即可。

◎乳腺肿胀。由于母体妊娠后期雌激素的影响，新生儿出生 1 周内，不论男女宝宝，都可能会出现蚕豆大小的乳腺肿大，还可见乳晕颜色增深及泌乳。乳腺肿大在出生后第 2 ~ 3 周会自然消退。

◎扁平足、罗圈腿、内八脚。宝宝出生后都会有扁平足、内八脚和罗圈腿的现象，这属于正常现象。随着宝宝身体发育和活动，腿和脚都会慢慢变直。

营养与喂养指导

新生儿的成长速度非常快，这就需要妈妈为他（她）提供全面丰富且高质量的营养。一般来说，母乳可以满足新生宝宝的营养需求，如果母乳不能满足宝宝的需求，则要为宝宝添加配方奶。

新生儿每日所需的营养

新生儿每日所需的营养大致分为以下几类：

◎蛋白质。蛋白质可以提高宝宝的身体免疫力，促进宝宝身体器官的发育和成熟，预防疾病的发生。一般新生宝宝每天每千克体重需要 2.0 ~ 3.5 千克蛋白质。

◎热量。热量是宝宝一切活动（如呼吸、心跳、吃奶等）的能量供给。新生宝宝每天每千克体重需要的热量是 100 ~ 120 千卡（1 千卡 ≈ 4186 焦）。

◎脂肪。脂肪可以供给宝宝足够的能量，其中含有的不饱和脂肪酸还能促进宝宝大脑和智力的发育。新生宝宝每天需要摄入的脂肪量为 15 ~ 18 克。

◎糖类。糖类在构成宝宝机体重要部分的同时，还参与宝宝的新陈代谢，并转化成热量。新生宝宝摄入的糖类应占到总热量的 50%，一般为每天每千克体重 15 克左右。

◎其他营养素。新生宝宝需要每天摄入钙 400 ~ 600 毫克，铁 10 毫克。新生宝宝很少有缺乏维生素的，因此不需要特别补充。

选择母乳还是配方奶喂养

对于新生儿来说，母乳是最佳食物。母乳能满足新生儿全部的营养需求，而这种营养是其他任何营养物质都无法取代的。而且，母亲哺乳时的环抱形成了类似子宫里的环境，让宝宝有一种安全感，有利于增进母子感情和宝宝身心发育。国际母乳协会建议，如果条件允许，至少要保证纯母乳喂养 6 个月。

当新妈妈的身体状况较差、奶水不足，或是有乳头、乳房上的不适时，就要用其他代乳品了，如婴儿配方奶，进行混合喂养，来补充新生儿的营养需求。选择婴儿配方奶时，一定要看质量，选择国家正规厂家生产销售的、适合新生儿阶段的配方奶。

每天喂奶的次数和喂奶量

如果是母乳喂养的新生儿，一般24小时内可喂奶8～12次，每次喂奶的时间在10分钟左右。喂奶的具体时间可以是不规律的，每两次喂奶之间间隔的时间可长可短。如果是配方奶喂养的新生儿，在宝宝消化功能正常的情况下，1天24小时内需要的奶粉量是每千克体重180毫升左右，每隔3～4小时喂1次，1天喂6～7次。不过，不同的宝宝的量会有差异，所以，一般是宝宝想吃多少就喂多少。一段时间后，妈妈就会逐渐掌握喂养的量和节奏。

对于母乳不足的新妈妈而言，在喂配方奶之前，还需要让宝宝先吸吮两侧的乳房。因为一旦减少宝宝吸吮的次数，母乳量就会减少。

新生宝宝也要适当喝水

一般来说，如果是纯母乳喂养的新生儿是不需要额外补充水分的，因为母乳中含有的水分就能满足新生儿所需。但如果是配方奶喂养的新生儿，最好在两次喂哺之间适当添些温的白开水。

怎样知道宝宝是否吃饱了

对于配方奶喂养的宝宝每天吃多少奶，妈妈在喂养一段时间后就能准确地掌握，但母乳喂养的宝宝就比较难掌握了。一般来说，判断宝宝是否吃饱可以从三个方面来看：一是看宝宝的吞咽状况。如果宝宝每吸吮两三口吞咽1次，吞咽时间超过10分钟，一般是吃饱了。二是看宝宝的精神状态。宝宝吃饱后会有一种满足感，一般会自动吐出乳头，并安静入睡2～4小时。如果宝宝哭闹不安，或每睡到1～2小时就醒来，便表示没有吃饱，应适当增加奶量。三是看宝宝的生理状态。纯母乳宝宝一般每天大便三四次，小便6次以上，如果大小便次数减少，说明宝宝没有吃饱。

新生儿日常护理

新生宝宝是非常脆弱的，需要加倍细心呵护。虽然只是简单的日常起居，可初为人父母的爸爸妈妈来说难免会手忙脚乱，如何给宝宝穿衣，怎么抱新生儿，这些都需要从头学起。

新生儿起居室的要求

宝宝出生后对环境的适应需要一个过程，所以对居室布置也是有要求的。不能只考虑到美观，实用性和安全性才是爸爸妈妈最应该引起重视的。一般来说，宝宝居住的房间应满足以下环境条件：

- 要宽敞，并保持一定的光照度。

- 居住的房间应时常通风，保证有足够的新鲜空气。

- 保证适当的温度和湿度。室内温度，夏天可维持在 23 ~ 25℃，冬天需保持在 20℃以上；室内湿度以 55% ~ 65% 为好。

- 不要有噪声，但也应避免过于安静。

- 不要有烟雾，尤其要禁止抽烟。

新生儿衣着的要求

对于新生儿的衣物，爸爸妈妈不用准备太多，毕竟宝宝一天一个样，很快就会穿不上了。由于宝宝的皮肤特别娇嫩，在准备衣物时一定要遵循安全、舒适和方便三大原则。

安全	舒适	方便
选择正规厂家生产的，上面有合格证、产品质量等级等标志的童装。	选择纯棉衣物，衣服的腋下和裆部一定要柔软，贴身的一面没有接头和线头。	前开衫的衣服比套头的方便，松紧带的裤子比系带子的方便，但注意松紧带别太紧了。

093

新生儿大多数时间都在室内，加上小宝宝的新陈代谢速度较快，所以不用给其穿太多衣服，通常比大人多一件就可以了。但是，由于环境和个体差异，具体还得通过观察宝宝的状况随时做调整。

给宝宝穿衣、脱衣时，一定要让宝宝仰面躺在垫子或毛巾上，动作要轻柔，不要留指甲，避免在接触时伤害到宝宝。穿衣时，可按照上衣、裤子、袜子、鞋子的顺序穿戴，再用小毛毯或包被包裹宝宝，要保证宝宝的双腿有足够大的活动空间。脱衣时，动作要轻柔并迅速，以免让宝宝受凉或感到不舒服。

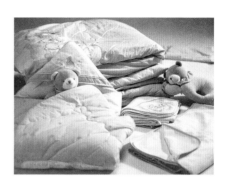

尿布（裤）的选择与使用

新生宝宝可以用布尿布，也可以用纸尿裤，但无论用哪一种，妈妈都要在舒适度上多下功夫。舒适度高，不但可以避免尿布疹等不适，还能提高宝宝的睡眠质量，对宝宝的成长有帮助。

选择布尿布时，尽量选择纯棉、色浅、长短薄厚均适合的尿布。如果是纸尿裤，宜选择表层柔软、大小合身、吸湿性好、透气性好的尿裤。

具体使用方法为：①将新尿裤打开，垫在脏尿裤下方；②打开脏尿裤，一手轻轻抓住宝宝的双腿，一手用脏尿裤干净的部分将大面积的脏污擦去；③卷起尿裤脏的一面，轻轻抬起宝宝的屁股，取出脏尿裤；④轻轻擦净宝宝的屁股；⑤整理好新尿裤，粘好，尿裤与肚子之间预留2个手指的宽度。

怎样哄啼哭的新生儿

一般情况下，只要宝宝吃饱了，身体感觉舒适，精神上满足，宝宝都不会哭闹。所以如果宝宝哭闹，妈妈只要弄清原因，排除让宝宝不舒服的因素，宝宝就会安静了。

如果宝宝的哭声很响亮，富有节奏感，每次哭的时间很短，一天大概能哭好几次，但进食、睡眠及玩耍状态都很好，一般不用特别在意，这是宝宝的一种特殊的运动方式。妈妈只要轻轻触摸宝宝，对宝宝笑，宝宝就会停止啼哭。

如果宝宝边哭边将头转向妈妈的胸部寻找乳头，说明宝宝饿了，此时只需给宝宝喂奶，他（她）便会马上安静下来。如果宝宝啼哭时显得很烦躁，并时时用舌头舔嘴唇，而且嘴唇发干，则说明宝宝口渴了，给宝宝喂水就可以了。如果宝宝的眼睛时睁时闭，哭声断断续续，只要把宝宝放在一个安静舒适的地方，他（她）就会停止啼哭，安然入睡。宝宝感觉不舒适也会啼哭，如尿湿了、衣被裹得过紧，或被蚊虫叮咬、听到强烈噪声等，此时，爸爸妈妈需仔细观察宝宝周围的环境并寻找原因，从而改进。如果宝宝的哭声比平时尖锐而凄厉，或握拳、蹬腿、烦躁不安，不论怎么安抚，宝宝依旧哭个不停，持续哭泣 15 分钟以上仍不能让他（她）停止时，那就可能是生病了，需及时带宝宝就诊。

怎样给新生儿洗澡

一般来说，身体健康的宝宝出生后第二天就可以洗澡了。洗澡可以帮助清洁宝宝的皮肤，促进宝宝全身血液循环，加快新陈代谢。不过，给宝宝洗澡一定要提前做好准备事项，然后再逐一清洗宝宝的身体部位。

做好准备工作

确认宝宝不会饿，暂时不会大小便，且距吃奶时间超过 1 小时。

准备好宝宝专用的澡盆、沐浴液和柔软的毛巾（2 或 3 条，擦脸和擦洗阴部的毛巾要分开）、浴巾、替换衣物等。

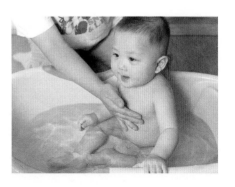

室温控制在 26 ~ 28℃，洗澡水温控制在 38 ~ 41℃。妈妈可用手肘弯内侧试温度，感觉不冷不热最好。

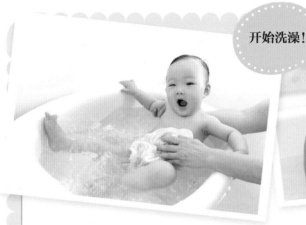
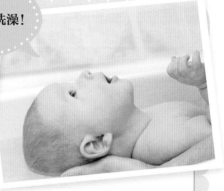

开始洗澡！

🐣 妈妈给宝宝脱去衣物，用毛巾盖住宝宝的身体，一只手托住宝宝的脖子，另一只手托住宝宝的臀部。

🐣 用托住脖子的手的大拇指和中指，分别遮住两只耳朵，再用另一只手拿小毛巾蘸水，轻拭宝宝的脸颊，从脸部中央向外侧、由内眼角向外眼角、由鼻梁向脸颊擦拭。

🐣 用水将宝宝的头发弄湿，然后倒少量洗发液在手心，搓出泡沫后轻柔地在宝宝头上揉洗。

🐣 洗净头部后，将宝宝身上的毛巾拿掉，从脚开始慢慢浸入水中，让宝宝靠盆边，但注意不要让脐部沾水。

🐣 分别清洗颈下、腋下、前胸、双臂、手掌、大腿和小腿。

🐣 用双手将宝宝慢慢翻转过来，呈趴姿，一只手托住宝宝的胸部，另一只手清洗宝宝的脖子后方、背部、臀部。

🐣 将宝宝慢慢转回正面，清洗宝宝的屁股与生殖器，褶皱和内凹处也要用指腹细心搓洗。

🐣 洗完澡，用热水淋洗宝宝全身以温暖身体。

🐣 从热水中抱起宝宝，用浴巾把宝宝包起来，并轻拍吸干水分。

🐣 把宝宝放在事先准备好的衣服上，快速帮宝宝穿戴好衣服和尿布。

抱新生儿的正确方法

刚出生的宝宝，脖子还没有定型，颈部尚不稳定，身体也小小的，想必很多妈妈抱宝宝时都会紧张吧！其实，只要抓住诀窍就没问题了。

横抱

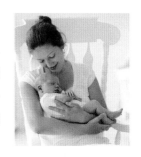

初次抱新生宝宝，推荐横抱。具体方法为：①身体微微前屈，靠近宝宝，双手分别轻轻放在宝宝头、颈部与屁股下方；②托着宝宝头部和臀部，慢慢将宝宝抱起，并贴近胸前，妈妈的身体也随之抬起；③将宝宝头部轻轻往手肘内侧移动，并用手臂包覆宝宝的背部与屁股。

抱宝宝的时候若觉得累了，可以试试换边抱。具体方法为：①将支撑宝宝头部的手挪至屁股下方，用单边手臂支撑宝宝；②将支撑屁股的手移动至脖子下方；③以屁股为轴心，慢慢将宝宝的头转至另一边；④手托住脖子下方，慢慢改变宝宝头与身体的方向，并将宝宝的头挪至妈妈手肘的内侧。

竖着抱

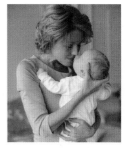

新生儿吃完奶之后往往要拍嗝，这时可以竖着抱宝宝。具体方法为：①身体微微前屈，双手分别轻轻放在宝宝头部与屁股下方；②托着宝宝头部和臀部，慢慢将宝宝抱起，并贴近胸前，妈妈的身体也随之抬起，让宝宝的头慢慢靠在妈妈肩上。

放下宝宝

与抱起宝宝是相反的步骤。具体方法为：①原本用手肘与手臂托住的宝宝的头部与屁股，都挪至手掌上；②从屁股慢慢地将宝宝放下来，妈妈也随之俯身，不应离开宝宝；③将宝宝头部放下，在维持这个姿势的基础上慢慢地抽离手。

每天抱新生宝宝的时间最好不要超过3小时，每次不超过30分钟。妈妈可以选择在宝宝每次睡醒之后抱抱他。抱宝宝的时候，要温柔地跟宝宝说话，让宝宝感到安心。

需要呵护的身体重点部位

新生宝宝全身都非常娇嫩，需要细心呵护，不过有几个身体部位尤其娇嫩，需要更细心、更特别的护理。

囟门

囟门下面是宝宝的脑膜和大脑，损伤囟门可能伤到宝宝的大脑，所以必须小心呵护。平时在照顾宝宝时，不要用力触碰宝宝的囟门。避免挤压或撞击宝宝的头顶部，尤其应避免尖锐的东西刺伤囟门。由于囟门处容易堆积污垢，所以需要定期清洗。妈妈可在帮宝宝洗澡时清理囟门，用宝宝专用洗发液轻揉一会儿，然后用清水冲净即可。

脐带

宝宝肚脐上的脐带未脱落之前需要小心呵护。因为生产时脐带被剪断后会留下一个断面，这个断面很容易被细菌侵入。因此，妈妈每次给宝宝清洁脐带之前都要看一下这个断面有无红肿、感染，如果没有特别情况，无须额外处理。平时清洁脐带，可用消毒棉球蘸取体积分数75%的酒精在肚脐窝周围轻轻擦拭。如果肚脐窝发红，可先用体积分数2%的碘酒消毒，然后用体积分数75%的酒精擦拭即可。宝宝的脐带自动脱落后，肚脐窝处经常会有少量的液体渗出，可用消毒棉球蘸取体积分数75%的酒精给肚脐窝消毒，然后盖上消毒纱布，用胶布固定即可。

生殖器

宝宝的生殖器也是非常脆弱的部位，需要妈妈特别的呵护，尤其是女宝宝。妈妈在清洗时，要用柔软的毛巾按照从上往下、从前往后的顺序进行，并且要先清洗阴部，再清洗肛门。清洗时，只需将宝宝外阴清洁干净即可，不可用水清洗内阴。男宝宝阴部的护理相对容易得多，清洁的时候，检查一下尿道口有无红肿发炎；若没有问题，只需用温开水清洁阴茎根部和尿道口即可。

新生儿常见不适症状与应对

当宝宝生病不舒服时，爸爸妈妈不要过于焦虑，要放平心态，用心学会正确的护理方法，这样可以加快宝宝康复的速度。

 新生儿窒息

胎儿分娩后1分钟，无呼吸或仅有不规则、间歇性、浅表性呼吸，可断定为新生儿窒息。宫内缺氧严重、滞产胎头受压过久、娩出过程中深呼吸动作等都有可能导致新生儿窒息。

应对技巧

❶ 临产时情绪要稳定。生产时过度换气后的呼吸暂停可使胎儿的氧分压降至危险水平，所以，孕妇在临产时一定要注意保持情绪稳定，正确呼吸。

❷ 发现新生儿窒息时可做人工呼吸、供氧等，让宝宝保持呼吸通畅。此后，仍需观察其呼吸及身体情况，并注意保暖，大部分宝宝日后发育不受影响。

 吐奶和溢奶

吐奶和溢奶，都是指奶水从宝宝嘴里面流出来的现象。新生儿的胃比较特殊，所以常会发生轻微吐奶和溢奶的情况，不必太过担忧。但如果出现了严重的喷射性吐奶状况，就需要特别注意了。

应对技巧

❶ 喂奶姿势要正确。尽量抱起宝宝喂奶，让宝宝的身体处于 45° 左右的倾斜状态，这样宝宝胃里的奶也会自然流入小肠，减少吐奶的概率。

❷ 喂完奶后，把宝宝竖直抱起，轻拍宝宝后背，让他通过打嗝排出吸奶时一起吸入胃里的空气。宝宝吃完奶后，睡觉可先侧卧一会儿，再更换其他姿势。

脐风

脐风，又称婴幼儿脐风，通常是在婴儿出生剪断脐带时，由于接生人员的手或所用的剪刀、纱布未经消毒或消毒不严格，或结扎不紧，风冷水湿从脐部入侵婴儿身体而导致的一种疾病。新生儿脐带脱落过早或未自行脱落前护理不当，都容易因局部受伤感染而导致脐风。

应对技巧

❶ 异常早察觉。在新生儿脐带未自行脱落前，父母最好每日检查其脐部，观察脐带残端有无出血、渗液等情况。若发现出血要及时送医处理。

❷ 做好脐部护理。一般情况下只要用消毒棉球蘸取酒精涂擦脐部，由内向外做环形消毒，然后盖上消毒纱布，再用胶布固定即可。消毒或换药时要严格执行无菌操作，保持局部干燥，并注意保暖，防止受凉。

❸ 做好日常护理。勤换尿布，避免将尿布直接覆盖在脐部；给宝宝洗澡时尽量不打湿脐部。

新生儿鹅口疮

新生儿鹅口疮是由白色念珠菌引起的，发生在口腔黏膜上的一种疾病。主要表现为口腔黏膜上附着一片片膜状的、奶块状的白色小块，边缘清楚，用棉棒擦拭，不能擦掉。鹅口疮严重者，口腔周围充血、水肿且疼痛，会妨碍新生儿吮乳。

应对技巧

❶ 用药指导。如果需要服用抗真菌药物，在服药之前让宝宝含服一小口清水，以清洁口腔。给药时可使用小型注射器或医用量匙，将药物放置于宝宝的口腔患处。用药前一定要到医生处咨询，不要用消毒剂，慎用抗生素。

❷ 生活护理。新生儿用具（奶嘴、奶瓶、毛巾等）要注意清洁，坚持消毒。哺乳前要用温湿毛巾清洁乳头，并注意给孩子多喂水，以利于病菌排出体外。但也要避免过于干净，保持正常清洁的生活方式即可。

新生儿红斑

一些新生儿在出生后全身会出现红色丘疹，有些会高出皮肤，有白尖，有些则是大块的红斑，这些都被称为新生儿红斑。新生儿红斑是一种常见的良性问题，它的形成可能与婴儿出生后环境的改变有关，多见于出生后2~3天的新生儿，一般3~7天后会自然消失。

应对技巧

❶ 给新生宝宝的衣物要干净、柔软、舒适、刺激性小。不要过厚包裹新生儿，这样可引起新生儿皮肤血管扩张，从而导致红斑的发生与发展。

❷ 勿过度清洁，禁止随便给宝宝涂抹药物。给新生儿洗澡时，宜用婴儿专用浴液，若非必要可直接用清水洗澡。水温一定要适宜，不可过热，以免造成刺激。切勿随便给宝宝涂抹外用药物，以免造成激素依赖。

❸ 乳母注意健康饮食。哺乳妈妈要少吃容易引起过敏的食物，如辣椒、虾等，以减少母乳中的过敏成分。

新生儿佝偻病

新生儿，尤其是早产儿和出生时体重较低（低于3000克）的宝宝，孕期、哺乳期缺钙的妈妈所哺育的宝宝，生长发育太快或吃奶少的宝宝，较为容易患新生儿佝偻病。佝偻病对宝宝常造成不可逆的后遗症，一定要引起重视。

应对技巧

❶ 补充维生素D。新生儿从出生后15天开始可每天补充适量的维生素D，400~600国际单位，约合婴儿专用鱼肝油1粒。还要适当带宝宝晒晒太阳。

❷ 提倡母乳喂养。哺乳妈妈可多吃含钙的食物，或在医生的指导下适量补充钙剂、鱼肝油，并多晒太阳。

❸ 从孕期就开始预防。妈妈在孕期就应该注意储备足够的钙，多吃含钙丰富的食物，多进行户外活动，以促进钙的吸收。

新生儿肝炎

新生儿肝炎多由病毒引起，与母亲病毒感染有关。乙型肝炎病毒是十分重要且常见的病原。产妇有乙型肝炎或新生儿出生数天至数周内出现黄疸且持续时间较长，并伴有食欲下降、恶心呕吐、体重不增、大便颜色变浅黄或灰白色时，应考虑有肝炎，需及时就诊。

应对技巧

❶ 早发现早治疗。产妇有乙型肝炎时应及时检查新生儿是否也存在乙型肝炎。新生儿确诊后应及时治疗，按时服药，同时给予高维生素、高糖饮食，争取母乳喂养。

❷ 每天观察患儿病情变化。如果患儿精神差、黄疸不断加深、食欲骤减、鼻出血或情绪紊乱等，很可能是进入肝性脑病前期，应及时送医治疗。

❸ 做好通风和隔离。患儿房间一定要定时开窗，保持空气流通。如果是传染性肝炎，最好把房间隔离成污染区和清洁区，患儿只能在污染区活动，他（她）的一切物品必须经过消毒处理后才能进入清洁区。

新生儿肛门感染

肛门感染是新生儿较为常见的疾病。新生儿肛门括约肌较松弛，肛门与直肠黏膜容易脱出，而且新生儿大便不成形，易患肠炎，如不细心呵护，很容易引起肛周围感染。父母和照护者平时一定要注意做好预防和护理措施。

应对技巧

❶ 保持臀部干燥、清洁。新生儿肛门感染，便后可用温水清洗肛门，尤其在腹泻后臀部已经发红时，更要冲洗肛门。清洗完成后要用清洁软布轻轻擦干。

❷ 选择质地柔软、吸湿性强的尿布。如果给新生儿使用的尿布是布尿布，一定要选择质地柔软、吸湿性强的棉尿布。纸尿裤可以选用一次性"尿不湿"。

❸ 平时就应做好预防措施。给宝宝勤换尿布，定期清洗。同时，注意宝宝饮食，防止新生儿腹泻。

新生儿黄疸

宝宝出生后，如果脸蛋和身体出现发黄的迹象，很有可能是患上了新生儿黄疸。新生儿黄疸主要是由宝宝体内胆红素代谢异常引起血中胆红素水平升高所致，分为生理性黄疸和病理性黄疸两种，其中以生理性黄疸居多，病理性黄疸发病率相对偏低。

应对技巧

❶ 给宝宝喝水。宝宝患上生理性黄疸，妈妈可以多给宝宝喂点白开水，或将其换成葡萄糖水，能有效减轻黄疸程度。

❷ 光照疗法。一般，生理性黄疸不会危害新生儿的身体健康，但对于早产儿来说，如果黄疸程度较重，就应去医院接受光照疗法，或采用其他退黄治疗方式。

❸ 晒晒太阳。每天早上十点左右，阳光强度适宜，妈妈可以带着宝宝去户外晒晒太阳，要尽量多晒到孩子的皮肤，但是注意，不要晒到眼睛。

新生儿败血症

新生儿的免疫功能尚未成熟，白细胞与病菌作斗争的能力差，一旦感染病菌，很快会通过其皮肤及黏膜内丰富的毛细血管网而扩散到全身，形成败血症。败血症病势发展迅速，表现为面色苍白、烦躁不安、精神萎靡，严重者甚至会出现呼吸困难，新妈妈一定要引起重视。

应对技巧

❶ 做好围产期保健。新生儿败血症可以在子宫内感染，因此，孕妈妈在围产期就应做好预防和保健工作，降低新生儿感染的概率。

❷ 在医疗条件好的医院分娩。孕妈妈在分娩过程中，产房环境、抢救设备、复苏器械等都要经过严格的消毒，执行无菌操作，有效减少新生儿感染。

❸ 注意清洁和消毒。父母平日要细心观察宝宝的皮肤等部位，可以每天用苯扎氯铵或过氧化氢溶液擦洗宝宝的脐部，并保持脐部干燥，做好清洁和消毒工作。

新生儿锻炼与早教

宝宝在妈妈腹中时，准爸妈可以做胎教，宝宝出生以后，除了要巩固胎教成果之外，新手爸妈还需要辅助宝宝进行体格锻炼与启智训练，从一开始就为宝宝的成长铺就道路，方能成就出色未来。

体格锻炼与启智训练

按摩对新生儿好处多

新生儿按摩是一种良性的、有序的、具有双向调节作用的物理刺激，易被宝宝感知，对治疗多种疾患均有良好的功效，还能提高宝宝免疫力，促进发育。具体来说，有以下几点好处：

- 保护皮肤组织
- 纠正异常解剖位置
- 改善宝宝睡眠
- 调节神经系统
- 改善血液循环
- 调节情绪
- 增进食欲，促进消化

游泳可促进宝宝发育

正常足月出生的新生儿，只要新手爸妈掌握好注意事项，出生 24 小时后就可以在游泳专业用具的辅助下，在水中畅游了。游泳能通过水对皮肤的冲击、压力，形成一种特殊的皮肤按摩与抚触，还可以使宝宝在子宫内蜷曲已久的肌肉、关节、韧带得以轻松舒展，并有效刺激骨骼、关节、韧带、肌肉的发育，促进身高增长，使宝宝体格更健壮。

训练宝宝的视觉、听觉、触觉能力

新生儿的早期教育主要从训练五官感觉和培养敏锐的观察力入手，为其开发智力和其他能力。训练宝宝的视觉、听觉和触觉，可以这样做：

◎视觉：看亮光、看彩色玩具、看黑白挂图

◎听觉：每天和宝宝说话、给宝宝放音乐、玩有声玩具

◎触觉：为宝宝做抚触按摩

早教方案

新妈妈和新爸爸要从宝宝 0 岁起步，关注其健康成长和潜能开发，让宝宝赢在起跑线上。从新生儿时期给宝宝做早教，其智力、性格、心灵等都能得到很好的锻炼和培养。

跟宝宝玩早教游戏

早教游戏形式多样，趣味性浓，有助于刺激宝宝的脑细胞，促进其智力发育和健康成长。下面推荐几个适合和宝宝玩的早教游戏，新手爸妈平时可以带宝宝一起玩。

一起跳舞。将宝宝平放在柔软的地板上，爸爸或者妈妈轻轻地抬起宝宝的手臂和双腿，然后慢慢放下，重复 5 ~ 10 次。这样能锻炼宝宝的全身肌肉，为宝宝以后学习站立和走路做好准备。

挠痒痒。将宝宝平放在柔软的地板上，用手轻轻挠宝宝的肚子，同时告诉宝宝："这里是肚子哦！"；轻轻地亲宝宝的小脸蛋，对宝宝说："脸在哪里呢？"。通过与宝宝的亲密接触，能增进亲子感情，促进身体发育。

抓握游戏。用柔和的发声玩具逗引宝宝抓握，例如音乐旋转玩具、八音盒等。该游戏既能锻炼宝宝的手部力量，又可使宝宝在关注玩具的同时，听到美妙的音乐，以复习胎教音乐，巩固音乐记忆。

多跟宝宝进行情感交流

在现实生活中，快节奏的生活和工作上的压力往往让家长忽视了和宝宝进行情感交流，只注重满足孩子的物质需要，忽视了情感需求，这种爱是片面的。

其实，宝宝从出生后便具有了交流的能力，随着宝宝的长大，如果长期缺乏亲热的情感和父母的关怀，很容易对其健康心理造成消极影响，导致宝宝内向、缺乏安全感，甚至产生自闭症。因此，父母应尽量挤时间与宝宝进行情感交流，如和宝宝聊天、共同游戏等，使其感情需要得到满足，促进其身心发展。

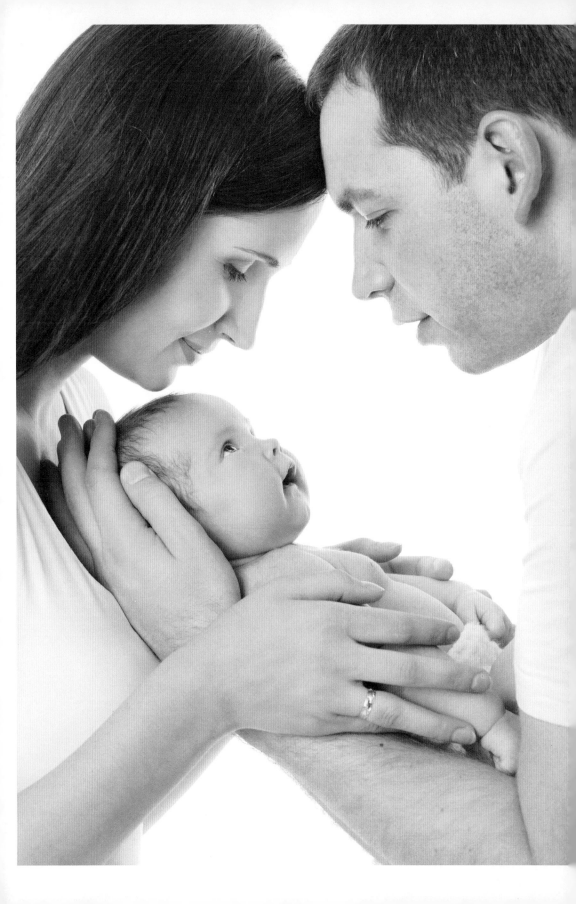

Chapter 05

婴幼儿保健，为宝宝的成长奠定基石

经过新生儿时期，宝宝渐渐变得强壮，但并不意味着父母可以松口气了，在宝宝成长的每一步中，都有可能发生意外，而且婴幼儿时期的成长会对宝宝今后的生活产生非常重要的影响。因此，爸爸妈妈还应掌握基本的育儿知识，并积极对宝宝进行日常护理，使宝宝能够在充满爱和安全的环境中茁壮成长。

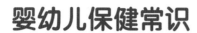

婴幼儿保健常识

宝宝身体较为脆弱，保健方法也异于成人，为了使宝宝能够得到更好的照顾，爸爸妈妈应该懂得护理常识，准确判断宝宝是否健康。对宝宝进行保健时要注意方法，密切关注宝宝身体的变化。

怎样测量宝宝身高

身高一般的测量方法为：准备一块约长 120 厘米的硬纸板，铺于木板床上或靠近墙的地板上。用书本固定宝宝头部，并与床板垂直，画线标记。脱掉宝宝的鞋袜、帽子、外衣裤和尿布，让宝宝仰卧在硬纸板上，四肢并拢伸直，使孩子的两耳位于同一水平线上，身体与两耳水平线垂直。固定宝宝两膝，使两下肢互相接触并贴紧硬纸板，再用书抵住宝宝的脚板，使之垂直于床板，画线标记。用皮尺量取两条线之间的距离，即为宝宝的身高。

怎样测量宝宝体重

测量婴幼儿体重前，应让宝宝先排大小便，以便准确量出净体重。为了防止测量时宝宝受凉，可用小被单将孩子兜住称重，然后减去小被单及包括尿布在内的一切衣物的重量，即为婴儿体重。另外，还可让家长抱着宝宝站在秤上称体重，再减去大人的体重和宝宝所穿的衣物重量，即为婴儿体重。1 岁之内的宝宝每月可测试一次，爸爸妈妈可将体重记录下来制成曲线图，观察宝宝的成长。

怎样测量宝宝体温

测量者用拇指和食指紧握体温计的上端，手腕用力挥动体温计，使水银下降至 35℃以下。让宝宝安静下来，解开上衣，擦干腋下，将体温计的水银端放置在宝宝的腋窝下夹紧。5 ~ 10 分钟后取出体温计，横拿体温计上端，背光站立，使刻度与眼平行，缓慢转动体温计，读取水银柱上的度数。

怎样测量和观察宝宝呼吸

婴幼儿呼吸频率的标准为：新生儿每分钟呼吸 40 ~ 50 次，婴儿每分钟 30 ~ 35 次，幼儿每分钟 25 ~ 30 次。测量呼吸时尽量不要引起宝宝的注意，在宝宝安静状态下进行。一般可以数宝宝胸、腹起伏的次数。当然，观察宝宝呼吸时除了要观察呼吸次数，还要观察呼吸是否规律、深浅度如何，以及有无异味和鼻翼扇动，有无出现紫绀等情况。当宝宝呼吸比较浅时，可用棉线放在宝宝鼻孔处，棉线吹动的次数即为宝宝呼吸的次数。

怎样测量宝宝头围和胸围

◎头围的测量方法：用一条软尺，以宝宝两眉最高点的中心点为起点，经过宝宝的枕骨结节（后脑勺最凸出的一点），绕头一周所得的数据即是头围大小。测量时软尺应紧贴皮肤，测量软尺不宜太软，测量时手势不能过紧或过松，长发者应先将头发在软尺经过处向上下分开。

◎胸围的测量方法：脱掉宝宝的上衣，将软尺经过宝宝两乳头平行绕一周读取数值，精确到 0.1 厘米，即为宝宝胸围。

怎样测量宝宝脉搏

婴幼儿的正常脉率为：新生儿每分钟 120 ~ 140 次，婴儿每分钟 100 ~ 120 次，幼儿每分钟 90 ~ 100 次。家长可用自己的食指、中指和无名指按在小儿的桡动脉搏动处，其压力大小以摸到脉搏跳动为准。常用测量脉搏的部位是手腕腹面外侧的桡动脉，或头部的颞动脉、颈部两侧颈动脉，每次测量时间为 1 分钟，测量时需在宝宝安静的状态下进行。

正常情况下，宝宝脉搏规律，搏动有力，手指按压时有弹性感。年龄越小心率越快，且一般女孩比男孩快。如发现脉搏跳动的频率增快或变缓，脉搏的节律不整齐，脉搏忽强忽弱，应及时请医生诊治。

健康体检与疫苗接种

进行健康体检和疫苗接种可以提前预防一些容易引发的常见病，能够让家长及时发现宝宝成长过程中的发育异常，减少宝宝的健康隐患。

健康体检的具体日期

宝宝出生后就会进行健康体检，出生第二天就会开始接种疫苗，出生后 42 天左右也需要到医院进行检查。目前我国儿童保健推行"四二一"制度，即 1 岁内每 3 个月检查一次；2～3 岁每半年检查一次；3～6 岁每年检查一次。体检的内容主要包括测量生长发育的各项指标、全身系统检查以及健康咨询等。

1 岁内宝宝查体内容

1 岁内的检查内容主要是对婴儿生长发育指标的监测，包括身高、体重、头围、胸围四项指标，还需要对宝宝的视力、听力、心理、智力发育进行筛查和咨询，并对婴幼儿常见的佝偻病、营养性贫血、腹泻、肺炎进行防治。

1～3 岁宝宝查体内容

这个阶段宝宝的饮食发生了变化，除了身高、体重、头围、胸围的检测外，还应进行合理喂养指导和智力筛查，观察宝宝精细动作及大动作的发育是否正常。另外，医生还会指导家长如何避免在日常生活中发生意外事故。

疫苗接种的注意事项

◎宝宝不宜接种的情况：接种部位如果有严重皮炎、皮癣、湿疹及化脓性皮肤病；正在发烧，患有严重心脏病、肝脏病、肾脏病、结核病；患有严重营养不良、佝偻病、先天性免疫缺陷、哮喘、荨麻疹等疾病的宝宝不宜接种；此外，有腹泻症状的宝宝也不宜接种。

◎接种前的注意事项：接种前 2～3 天应带宝宝去医院进行健康体检。减少外出，保持身体洁净，还应注意宝宝体温是否正常。去医院时，宝宝穿着要宽松，并带好接种手册。

◎接种后的注意事项：当天禁止洗澡，并注意注射部位的清洁卫生，以防局部感染。多在家休息，家长应注意观察宝宝有无异常情况。

疫苗接种后可能出现的反应

◎发烧：接种后的 1 ~ 2 天，宝宝可能会有发烧的症状，症状轻微的无须太过担心，可以用普通降温的方法护理。当发高烧或持续发热数日时，就应该及时就医，以免发生危险。

◎注射处皮肤红肿或结块：接种后的 1 ~ 2 天，有些宝宝注射处的皮肤会发红，并有点肿，严重的可扩大到整个上臂及手腕。出现严重的情况可在医生的指导下进行局部热敷，并口服抗过敏药物。接种后，注射处能摸到硬块，可能会持续几个月的时间，这种情况一般无大碍。

◎哭闹或嗜睡：接种后的 1 ~ 2 天，宝宝出现喜欢哭闹或嗜睡的情况，只要好好安慰他，并不时让其保持清醒即可。但是当宝宝很难清醒过来或发生痉挛时，应该及时就医，以防接种引发了大脑的炎症。

婴幼儿免疫接种程序表

疫苗种类	可预防疾病	接种时间	接种方式
卡介疫苗	结核病	宝宝出生后 24 小时内即可接种	皮内注射
乙型肝炎疫苗	乙型肝炎	共接种三次，时间分别为出生后 24 小时、1 个月、6 个月	肌内注射
脊髓灰质炎疫	小儿麻痹症	宝宝 2、3、4 个月大时各服一次，4 岁时再服一次	口服药物
百白破混合制剂	百日咳、破伤风、白喉	宝宝 3、4、5 个月时各一次，18 ~ 24 个月时再接种一次	肌内注射
麻疹疫苗	麻疹	8 个月时接种，7 岁时需加强一次	皮下注射

宝宝生病就医指导

宝宝是全家人的心头肉，一旦生病，往往使全家人手足无措。在宝宝的日常护理中，家长应关注宝宝的一些就医常识，以便宝宝生病后能及时就医。

需要就医的情况

当宝宝出现精神不振、脱水、不明原因的腹痛、喷射性呕吐、便血、疝气不能回纳（2小时内必须就诊）；呼吸急促、脸色青紫、少尿无尿、嗜睡、昏迷等情况时，应送往医院治疗，情况严重的应该在去医院的路上就联系医生，以免耽误治疗。

就医的注意事项

去医院前将宝宝的病历手册、住院保险证、尿布、替换的衣物、食物等准备好。平时可先了解宝宝生病时不同症状需要挂号的科室，如不了解到医院后可先去导诊台询问就诊科室，以节省就医时间，此时千万不能慌乱。宝宝情况紧急时，应选择附近的儿科医院就近医治。

如何向医生描述病情

提供宝宝的基本信息

包括宝宝的年龄、出生时的体重，妈妈的分娩方式，是顺产还是剖宫产，是母乳喂养还是人工喂养，以及辅食添加情况、有没有添加保健药。

详细描述病症

宝宝目前存在的主要问题，发病的经过，包括发病的时间和持续的时间、最近进食的种类、睡眠状况、全身症状、大小便的次数和形态、去过的医院、用过哪些药。家长可以将沾有宝宝呕吐物和异物的衣物，以及带有宝宝大小便的尿布给医生检查。

描述既往病史

向医生描述之前，宝宝有无疾病史、疫苗接种史和过敏史尤为重要。如有必要，还应描述有关的家族情况及所接触环境情况，如有无遗传病、传染病、环境污染等。

宝宝生病用药常识

治疗宝宝常见疾病通常会用到药物，这种治疗方法多数情况会起到良好的治疗效果。但是宝宝的药物应在医生的指导下服用，服药前也应仔细看清说明书。

宝宝用药的特点

当宝宝生病时，应及时准确地用药，并按照医生指示或说明书的提示按时服药，以保证药物在体内发挥作用。宝宝的抵抗力不如成人，生病较多，服药的效率也多些，有些药物不利于宝宝的发育，应该避免使用，如四环素类药物、类固醇，还有含激素的制剂等。

不要给宝宝用成人药

成人常用的药物，不要给宝宝用。因为宝宝的肝、肾、神经等组织器官发育不完善，使用成人药物很容易损害肝、肾或发生中毒反应。凡说明书注明小儿不宜使用的，一定不要随便给孩子用，如阿司匹林类解热镇痛药适于成人用，给患儿用不易掌握用量，一旦过量，会导致出汗过多而虚脱。

药物使用技巧

◎口服药物。药物通常难闻且味道不好，因此给宝宝喂药也成了一件难事。口服药物一般应让宝宝直接服用；如果宝宝不愿吃药，可在医生或药剂师的指导下，将药物混在食物或液体中给宝宝服用。

◎皮肤用药。在为宝宝上药膏或软膏前后，家长应洗手消毒，保持宝宝患病皮肤的洁净干燥，按顺时针或逆时针方向涂抹药物。如果皮肤有破损，可用棉签或纱布涂药。使用喷雾时，应将宝宝的脸转向一边。

◎滴眼液和滴耳液的使用。使用药物前都应洗手消毒。使用滴眼液时，让宝宝平躺，头微微向后仰，拉开下眼睑，使之形成一个"小口袋"，然后往里滴入药物，不要让宝宝揉眼睛。滴耳液时，可让宝宝侧躺，将药物滴入外耳道，然后在外耳道外侧放两个小棉花团，让宝宝静坐一会儿使药物吸收。

1 ~ 3个月，宝宝成长的关键期

经过新生儿的阶段后，宝宝的身体机能和对外界的适应能力已经大大加强，宝宝对人和生活中的事物也开始关注，视觉、听觉和语言能力都在发育的初步阶段，体重和身高都在快速增长。

宝宝档案

年龄	生理指标	男宝宝	女宝宝	身体发育
2个月	体重（千克）	4.7 ~ 7.6	4.4 ~ 7.0	视觉集中显现越来越明显，头眼开始变得协调，能够注视大人的脸，能够跟随鲜明的物体移动； 听觉发育也较为明显，能辨别声音来自哪个方向，还能够辨别妈妈的声音； 语言发育还在准备和开始阶段，可以用哭、笑等方式来表达情绪的变化
	身长（厘米）	55.6 ~ 65.2	54.6 ~ 63.8	
	头围（厘米）	37.1 ~ 42.2	36.2 ~ 41.3	
	胸围（厘米）	36.2 ~ 43.3	35.1 ~ 42.3	
3个月	体重（千克）	5.4 ~ 8.5	5.0 ~ 7.8	宝宝对颜色开始产生分辨能力；可以用脸部表情、发出声音和肢体语言来表达情绪，还会设法引起他人的注意，并可以认出妈妈了； 宝宝的眼睛变得有神，能够有目的的看东西了，对熟悉的声音变得敏感； 注意力可维持4 ~ 5分钟，记忆力增强，而且宝宝开始分辨家庭成员了
	身长（厘米）	58.4 ~ 67.6	57.2 ~ 66.0	
	头围（厘米）	38.4 ~ 43.6	37.7 ~ 42.5	
	胸围（厘米）	37.4 ~ 45.3	36.5 ~ 42.7	

宝宝每日营养需求和喂养方案

1～3个月的宝宝进入快速增长期，对于各种营养的需求也在增加，不管采取何种喂养方式，都应该保证能为宝宝生长发育提供足够的营养。

每日营养需求

能量	蛋白质	脂肪	烟酸	叶酸	维生素 A
397 千焦 / 千克体重（非母乳喂养加20%）	1.5～3.0克 / 千克体重	总能量的40%～50%	2 毫克	65 微克	400 国际单位
维生素 B_1	维生素 B_2	维生素 B_6	维生素 B_{12}	维生素 C	维生素 D
0.1 毫克	0.4 毫克	0.1 毫克	0.3 微克	20～35 毫克	10 微克
维生素 E	钙	铁	锌	镁	磷
3 毫克	400 毫克	0.3 毫克	3 毫克	30 毫克	150 毫克

喂养方案

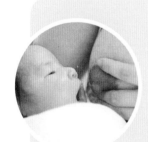

母乳喂养

此阶段妈妈的精力和体内都得到了恢复，乳汁分泌也有所增加，宝宝的吸吮能力也加强了。混合喂养不好掌握，在1～3个月时，应该坚持全母乳喂养。母乳喂养，2个月大时宜每3小时喂一次奶，一天喂7次；3个月大时宜每3个半小时喂一次奶，一天喂6次。

人工喂养

当无法采用母乳喂养时，可用配方奶喂养宝宝。2个月大的宝宝每次可喂150～180毫升，3个月大的宝宝每次可喂180～200毫升，每天喂养的次数跟母乳喂养一样。

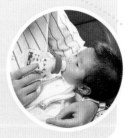

日常护理与保健

　　1～3个月宝宝的身体还很娇嫩，生活中需要细致地护理。护理时，尽量不要弄疼宝宝，动作应轻缓，可以多抚摸宝宝，增进宝宝与家长之间的感情。

做好皮肤护理

　　◎沐浴产品要安全。宝宝宜选择不含香精、皂质的无泪配方沐浴产品，以免刺激宝宝皮肤，破坏宝宝皮肤上天然的的酸性保护膜。洗完澡后可以给宝宝涂上不含杂质的爽身粉，预防长痱子或尿布疹。

　　◎宜用清水洗脸。宝宝的脸部皮肤比较脆弱，在3个月以前不宜使用肥皂，宜用清水清洗，在这段时间也不宜在宝宝脸上擦润肤露。

　　◎注意防蚊虫叮咬。蚊虫叮咬会使宝宝皮肤产生红肿等现象，夏天蚊虫较多时可给宝宝涂上安全的防蚊露。

　　◎皮肤护理动作要轻柔。护理宝宝时，动作要轻柔，洗澡的毛巾也要用柔软的纯棉材质，水温不宜过高或过低。

头发护理

　　宝宝的新陈代谢旺盛，头发经常不洗容易造成头部生疮，也不利于头发的生长。在给宝宝洗澡时可以把头发也洗了，夏天可1～2天洗一次，其他时间可以2～3天洗一次。洗头时可将宝宝放于左臂下，左手托住宝宝头部，使其脸朝上，右手轻轻洗头。洗完后用柔软的毛巾擦干头发，并用棉签将溅入耳朵的水吸干。

养成良好的睡眠习惯

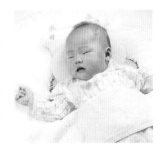

　　宝宝的昼夜规律尚未建立起来，晚上经常会醒来喝奶，有些宝宝晚上比白天还要清醒，容易哭闹，严重影响父母的睡眠。家长在白天可以让宝宝多玩，晚上让宝宝镇定下来，睡个好觉，时间一长，生物钟就会形成，睡眠颠倒的现象也会减少。此外，宝宝晚间睡觉时不可养成过于依恋妈妈的情况，养成良好的睡眠习惯就应让宝宝自动睡觉。

不要让宝宝含着乳头睡觉

宝宝含着乳头睡觉可能会引发危险。当妈妈和宝宝都睡着时，宝宝含着乳头经常会有吸吮的动作，可以吸出乳汁，而此时，处于睡眠状态的宝宝，吞咽反应差，吸入乳汁后容易引起呛咳，严重的可造成吸入性肺炎或窒息。妈妈熟睡时，也容易压住宝宝的口鼻，引起宝宝呼吸困难。

有含乳头习惯睡觉的宝宝应及时调整过来。临睡前，妈妈应尽量喂饱宝宝，睡觉时也可以用安抚奶嘴代替乳头，但宝宝1岁后就应该停止使用。

眼睛的护理

◎清理眼屎。这个阶段的宝宝内眼角每天都会分泌眼屎，妈妈可用宝宝专用的毛巾蘸着温水由内往外擦拭宝宝的眼角，擦拭完后要将毛巾清洗干净，也可用消毒棉签清理。

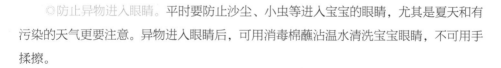

◎防止强光直射眼睛。宝宝从子宫来到外面的世界，对光有一个适应的过程。在带宝宝进行户外运动时，不可在阳光最强烈的时候出去，也不要让宝宝接触强烈的灯光。

◎宝宝不要看电视。放电视时，显像管会发出一定量的X光线，宝宝对这种光线很敏感，长期看电视，会使宝宝出现精神不振和食欲不振的现象，还会影响发育。

◎防止异物进入眼睛。平时要防止沙尘、小虫等进入宝宝的眼睛，尤其是夏天和有污染的天气更要注意。异物进入眼睛后，可用消毒棉蘸沾温水清洗宝宝眼睛，不可用手揉擦。

给宝宝剪手指甲和脚趾甲

1～3个月的宝宝手会随意乱动，手指甲过长容易划伤脸部，脚趾甲过长容易与裤袜摩擦，发生劈裂。宝宝的手指甲和脚趾甲还容易藏污纳垢，如果宝宝不小心放入嘴里，容易感染细菌，引起疾病。所以，妈妈应经常为宝宝剪手指甲和脚趾甲。

体格锻炼与启智训练

1~3个月的宝宝，四肢和头颈开始变得有力气，而且对外界的适应能力逐渐加强，可以进行适当的锻炼和智力开发了。

竖头练习

在宝宝清醒的状态下，将其立着抱起来，两手分别支撑宝宝的枕后、颈部、腰部和臀部，或者是用一只手托住宝宝的胸部，另一只手托住宝宝的臀部，让宝宝面朝前。

俯卧练习

喂奶前或喂奶一小时后，可让宝宝俯卧，家长可用温柔的声音对宝宝说话，或者用鲜艳、有响声的玩具逗引他将头抬起来，随着宝宝长大，胸部可能支撑起来，这样可以锻炼宝宝颈部、背部肌肉，增加肺活量，对呼吸和血循环以及大脑发育十分有益。

手足练习

平时不要束缚宝宝的手脚，让其自由活动。宝宝进行手足练习有利于促进各项神经功能的发育，还能刺激大脑。经常进行此项练习还会使宝宝活动的灵活性更好，动作协调性也会越来越好。

抓握练习

家长可以将颜色鲜艳或有响声的玩具放在宝宝手中让他（她）握住，当宝宝的手松开后，再用玩具的颜色和声音引起宝宝的注意，并吸引宝宝去抓握玩具，每天可练习多次，可以提高宝宝手部力量以及感知和认知能力。

直立蹬脚练习

家长可将宝宝抱起，放在自己的腿上，上半身要固定，注意安全，让宝宝的小腿自然绷直，然后可以用手帮助宝宝上下自然地蹬脚蹬腿。这样的练习可以锻炼宝宝的腿脚肌肉。

早教方案

1～3个月的宝宝是感性和好奇心萌芽的时期，此时开始早教，可有效刺激宝宝视觉、听觉等成长发育，让宝宝更聪明。

用玩具刺激宝宝视觉发育

家长可在婴儿床或摇篮上悬挂颜色鲜艳的可移动的气球或玩具，宝宝这时对鲜艳的色彩已有较强的捕捉能力了，清醒时就会注意这些东西。家长可以不时移动玩具，以引起宝宝的注意和兴趣，可以训练宝宝的视觉感知能力。需要注意的是，悬挂的玩具不要长时间固定在一个位置，以免使宝宝眼睛发生斜视或对视。

给宝宝听各种声音

不少宝宝还在妈妈肚子里时，就已经受到音乐的熏陶，这个阶段家长也应该给宝宝听不同类型的音乐作品和其他的声音，尤其是到了3个月大时。放音乐时可以观察宝宝喜欢什么类型的，然后多放给他（她）听。宝宝在睡觉或喝奶时，可根据情况放不同的音乐给他听。平时听到轻快的音乐时，可以轻轻摇晃宝宝，增加他的感受力。还可以经常放动物或水流等大自然的声音给宝宝听，以刺激宝宝的大脑发育，启发音感。

多跟宝宝说话

这个阶段的宝宝已经可以发出一些"呃、啊"的声音来回应家人，此时，家长应该多对宝宝说话，说话时声音要柔和，让宝宝感到亲切和有安全感，可以诱发宝宝良好的情绪，并有利于宝宝情感的发展。家长每天也可以隔20～30厘米注视宝宝的眼睛1分钟，可对他（她）微笑或说话，这样可以促进宝宝大脑神经细胞的形成。如果宝宝也注视家长的眼睛，家长可以慢慢移动脸，让宝宝的视线跟着家长的脸转动，增进宝宝的记忆。

4～6个月，正在学习交流的宝宝

相对于前3个月来说，这个阶段的宝宝有了很大的变化，生长发育迅速，视觉、听觉和语言能力都发育了许多，运动功能也发育得很快，睡觉的时间也在减少，宝宝变得更愿意跟人交流。

宝宝档案

年龄	生理指标	男宝宝	女宝宝	身体发育
4个月	体重（千克）	5.9 ~ 9.1	5.5 ~ 8.5	已经能用手臂支撑起头部胸部，开始牙牙学语；已经认识一些熟悉的物品；会用不同的声音表达情绪；记忆力增强；口水增多，还不会吞咽
	身长（厘米）	59.7 ~ 69.5	58.6 ~ 68.2	
	头围（厘米）	39.7 ~ 44.5	38.8 ~ 43.6	
	胸围（厘米）	38.3 ~ 46.3	37.3 ~ 44.9	
5个月	体重（千克）	6.2 ~ 9.7	5.9 ~ 9.0	可以翻身了，仰卧时也很容易就可以让人拉着站起来；对爸爸妈妈更加亲近，见到他们时会流露出高兴的神态；宝宝喜欢将玩具、自己脚丫放到嘴里，会用手和舌头触碰牙龈
	身长（厘米）	62.4 ~ 71.6	60.9 ~ 70.1	
	头围（厘米）	40.6 ~ 45.4	39.7 ~ 44.5	
	胸围（厘米）	39.2 ~ 46.8	38.1 ~ 45.7	
6个月	体重（千克）	6.6 ~ 10.1	6.2 ~ 9.5	开始学爬的姿势，手腕会转动了，翻身更加自如；会寻找声音的来源，能听到别人叫自己的名字，会寻找声音来源，能理解一些反复使用的词语
	身长（厘米）	64.0 ~ 73.2	62.4 ~ 71.6	
	头围（厘米）	41.5 ~ 46.7	40.4 ~ 45.6	
	胸围（厘米）	39.7 ~ 48.1	38.9 ~ 46.9	

宝宝每日营养需求和喂养方案

宝宝生长速度依然很快，需要大量的热量和营养素。根据国际母乳协会的规定，至少要保证6个月的纯母乳喂养，因此这个阶段妈妈一定要摄取足够营养以满足宝宝需求。

每日营养需求

能量	蛋白质	脂肪	烟酸	叶酸	维生素 A
397 千焦 / 千克体重（非母乳喂养加 20%）	1.5 ~ 3.0 克 / 千克体重	总能量 40% ~ 50%	2 毫克	65 微克	400 国际单位
维生素 B_1	维生素 B_2	维生素 B_6	维生素 B_{12}	维生素 C	维生素 D
0.2 毫克	0.4 毫克	0.1 毫克	0.4 微克	40 毫克	10 微克
维生素 E	钙	铁	锌	镁	磷
3 毫克	400 毫克	0.3 毫克	3 毫克	40 毫克	150 毫克

喂养方案

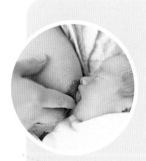

母乳喂养

只要妈妈能保证营养摄入，全母乳喂养能够满足 4 ~ 6 个月宝宝的全部需求，建议乳汁分泌足够的妈妈在宝宝 6 个月之前坚持全母乳喂养，如果奶水不足可适当添加辅食。妈妈每天可以喂奶 5 次，每隔 4 个小时喂一次，一次喂 200 毫升左右，不可超过 250 毫升。

人工喂养

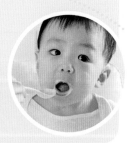

人工喂养的宝宝可以添加少量辅食。添加辅食后，乳量每天不宜超过 1000 毫升，如果每次喂 200 毫升，则每天喂 5 次；每次喂 250 毫升，则每天喂 4 次。

日常护理与保健

4~6个月的宝宝从体型到运动能力，各方面有了很大的改变，为了配合宝宝的生长发育，生活护理上要随着宝宝身体状况的改变而调整。

着装要求

◎宜选择宽松易脱的衣服。这个阶段的宝宝，活动量增大了很多，衣服太紧会影响宝宝的呼吸和活动，宝宝的衣服设计宜简单大方、舒适、宽松。外衣不宜有扣子，因为这个阶段宝宝喜欢往嘴里放东西，以免误将衣扣放入嘴里。衣服尽量选购容易脱下来的，因为脱衣服时，宝宝喜欢乱动，不易脱的衣服容易弄伤宝宝。

◎宜选择棉质面料的衣服。活动时，宝宝容易出汗，选择内衣时，应选质地柔软、通透性能好、吸汗性强的棉质面料，出汗后，衣服要勤换洗。

◎选择鲜艳、漂亮的衣服。这个阶段，宝宝已经能够感受到陌生人说话的语气，颜色鲜艳、款式漂亮的衣服容易使宝宝心情愉快。

给宝宝准备围嘴

宝宝的唾液分泌增多，还未学会吞咽，大部分口水都流出来了，容易弄湿衣服，会使宝宝的颈部和胸部感觉不适。家长可以去商店给宝宝买吸水性强的棉质围嘴，不宜选用塑料或橡胶材质的，也可以自己动手做。围嘴要勤换洗，清洗后还应用开水消毒，晾干后再给宝宝用。

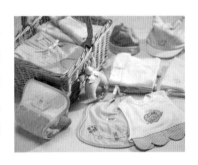

乳牙护理

宝宝在4~10个月期间会萌出乳牙，4~6个月期间不少宝宝的乳牙已经萌出，因此要加强护理，必须每天用纱布蘸点凉水轻轻擦拭宝宝的牙龈。乳牙萌出时，宝宝牙床易有发痒的现象，宝宝喜欢吮手指和玩具，容易感染细菌，喂奶前应先让宝宝喝几口白开水，达到清洗口腔的目的。出牙前宝宝容易出现啼哭、烦躁不安等症状，可以准备磨牙棒、饼干、苹果条等给宝宝磨牙。

养成排便的好习惯

◎养成早上排便的习惯。宝宝起床后大便，有助于排空体内的废弃物，利于白天吸收营养。早上起床后可先给宝宝把大便，喂奶或喂水 15 ~ 20 分钟后再排一次小便。

◎不可长时间把宝宝大便。宝宝排便时会用力气，尤其是大便较为干燥时，妈妈长时间把宝宝大便，会使宝宝的肛门长时间用力，容易增加脱肛的危险。当宝宝的大便干燥而不容易排出时，妈妈可在医生的指导下给宝宝使用一些通便的药物。

◎晚上不要勤换尿布。有些妈妈晚上起来给宝宝换尿布的次数较频繁，这样会影响父母和宝宝的睡眠，晚上应减少给宝宝换尿布的次数，一晚上换一次即可。但如果宝宝有大便的情况下，要及时更换，并在宝宝的臀部涂些鞣酸软膏，防止大小便后没有及时更换尿布造成臀部糜烂。养成良好的习惯后，宝宝也会减少在夜间排大小便的次数。

选择合适的玩具

◎玩具要安全。给宝宝的玩具不要购买玻璃等易碎的材质，玩具的涂料应是无毒的。玩具上不应有尖锐的角，以免划伤宝宝，也不应装饰过长的绳索或带子，以免缠绕宝宝颈脖。选购玩具时还要注意大小，宝宝容易将太小的玩具放入嘴里，可能引发危险。

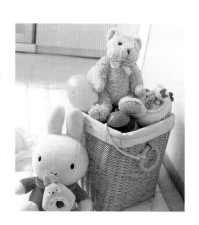

◎保持玩具的清洁。玩具掉在地上或沾上宝宝的口水后，很容易滋生细菌，并传染给宝宝，因此，妈妈要经常清洗玩具，还要消毒。

枕头的选择

从 4 个月开始，宝宝的头与身体的比例逐渐趋于协调，加上宝宝学会抬头后，脊椎也不再是直的了，开始出现生理弯曲，可以给宝宝准备枕头了。宝宝的枕头不宜过大，一般长度略大于肩宽，宽度与宝宝头长差不多。软硬要合适，不能太硬，否则会造成宝宝扁头或扁脸。枕套和枕芯要选吸汗性和透气性较好的，要经常清洗和晾晒。

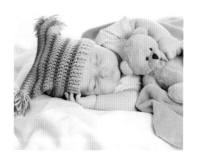

体格锻炼与启智训练

4～6个月的宝宝体能已有了很大的提升，智力的发育也使宝宝能更好地按照家长的指示进行体能锻炼，身体更加灵活。

爬行练习

宝宝虽然还没有学会爬，但是家长可以引导他（她）做一些爬行练习。当宝宝俯卧在床上时，家长可以用玩具吸引他（她）爬过去抓取。当宝宝跃跃欲试时，家长可以用手掌或脚掌抵住宝宝的脚掌，帮助宝宝蹬脚爬向玩具。每天多次练习可以锻炼宝宝的肌肉，对智力和体力都有很好的作用。

训练宝宝的独坐能力

家长可让能独立坐稳的宝宝在安全的环境中自由玩耍，并在宝宝的前面放置玩具，让宝宝在玩玩具的过程中逐渐延长坐立的时间，以训练坐姿。还可在宝宝的左右放置玩具，让宝宝在左右转动上身，左看右看，锻炼视力和上身的灵活性。这种训练需要多加练习才会有效果。

训练宝宝的平衡感

本阶段宝宝的脖子稳固后可以进行适当平衡游戏。家长可让宝宝平躺，然后扶住宝宝的手肘和肩膀，将宝宝慢慢扶起来，在这个过程中宝宝的身体会有悬空感，可以训练宝宝的平衡能力。

训练宝宝的身体灵活性

家长平时可以用彩色纸罩住手电筒，当彩色光在地上或墙上不停地移动时，家长可以抱着宝宝追逐，边走边告诉宝宝这种活动是多么有趣。重复多次后，家长抱着宝宝不动，宝宝会自己伸手去抓彩色光，这样可以锻炼宝宝的身体平衡能力和手眼协调能力，让身体更灵活。移动光源时，速度不要过快，以免宝宝反应不过来。平时也可以用可移动的玩具来进行训练，但要注意安全。

早教方案

宝宝越来越聪明了，早教的内容也可以适当增加，为了促进宝宝的智力发育，家长不可放松，平时应该多训练宝宝。

让宝宝双手抓玩具

宝宝玩玩具的时候，家长可以放两个玩具在宝宝身边，让宝宝的双手都去抓握玩具，或者让宝宝把玩具从一只手转移到另一只手，如果宝宝力气不够，家长可以适当提供帮助。这样可以锻炼宝宝分配力量的能力，锻炼宝宝的视觉、听觉，促进大脑发育。

教宝宝寻找玩具

家长可以在宝宝清醒的时候当着他（她）的面，将平时喜欢的玩具的一部分或全部用毯子盖住，或藏在被窝下面。然后用温柔的声音跟宝宝说玩具不见了，让他（她）去找，有些宝宝可以自己掀开毯子或被子找到玩具，有些需要家长的引导。可重复做几次这个游戏，但要控制游戏的时间，不可让宝宝感到疲劳。这种方法可以训练宝宝的表象记忆和思维能力，并开发宝宝的大脑。

将宝宝高高抱起

爸爸的力气比较大，平时可以托住宝宝的腋下将其高高地抱起，在这过程中，宝宝会看到不同高度的不同物体，可以通过所看到的物体形状的变化，培养宝宝从不同角度观察事物，训练宝宝的综合思考能力。

和宝宝一起玩撕纸游戏

家长可以准备一些包装纸、卫生纸、广告纸等，在宝宝的注视下将这些纸撕碎或揉成团，并在旁边对宝宝说话，让宝宝也跟着学，或者是抓住宝宝的手教他（她）怎样撕。这种练习需要宝宝的手部和手指做出多种动作，多次练习可培养宝宝今后的动手能力，对宝宝的智力和神经系统的发育都有很大作用。

7~9个月，充满好奇心的宝宝

本阶段宝宝的生长发育有了质的飞跃，除了之前学会的坐、翻身外，还学会了爬行，这对宝宝来说是一大进步。宝宝这时对周围人和事物表现出越来越浓厚的兴趣，也会主动跟大人玩了。

宝宝档案

年龄	生理指标	男宝宝	女宝宝	身体发育
7个月	体重（千克）	6.7 ~ 10.4	6.3 ~ 10.1	双手、双膝能够支撑起身体前后晃动，站在大人腿上能够稳定地负担起自己的体重；萌出的牙长出了不少，唾液分泌仍然很多
	身长（厘米）	65.5 ~ 74.7	63.6 ~ 73.2	
	头围（厘米）	42.0 ~ 47.0	40.7 ~ 46.0	
	胸围（厘米）	40.7 ~ 49.1	39.7 ~ 47.7	
8个月	体重（千克）	6.9 ~ 10.8	6.4 ~ 10.2	会用四肢爬行，身体可靠着其他物体站立一会儿；听得懂别人叫自己的名字，并会根据指令做一些动作，开始模仿大人的语调，看见熟悉的人会用笑来表示
	身长（厘米）	66.2 ~ 75.0	64.0 ~ 73.5	
	头围（厘米）	42.2 ~ 47.6	42.2 ~ 46.3	
	胸围（厘米）	41.3 ~ 49.5	39.9 ~ 47.9	
9个月	体重（千克）	7.2 ~ 11.3	6.6 ~ 10.5	可以扶着栏杆在小床里站起来了，可以用大拇指和食指捡东西；发声开始有高低音的出现，会注意听别人说话或唱歌；可咀嚼一些食物了，牙齿又长多了
	身长（厘米）	67.9 ~ 77.5	65.0 ~ 75.9	
	头围（厘米）	43.0 ~ 48.0	42.7 ~ 46.9	
	胸围（厘米）	41.6 ~ 49.6	40.4 ~ 48.4	

宝宝每日营养需求和喂养方案

7～9月宝宝的营养需求更多，全母乳喂养有可能无法满足宝宝了，这个阶段可以为宝宝挑选一些适合的辅食。

每日营养需求

能量	蛋白质	脂肪	烟酸	叶酸	维生素 A
397 千焦 / 千克体重（非母乳喂养加20%）	1.5 ～ 3.0 克 / 千克体重	总能量35% ～ 40%	3 毫克	80 微克	400 国际单位
维生素 B_1	维生素 B_2	维生素 B_6	维生素 B_{12}	维生素 C	维生素 D
0.3 毫克	0.5 毫克	0.3 毫克	0.5 微克	50 毫克	10 微克
维生素 E	钙	铁	锌	镁	磷
3 毫克	400 毫克	10 毫克	5 毫克	65 毫克	300 毫克

喂养方案

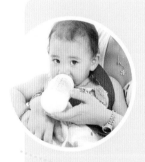

以母乳或配方奶喂养为主

本阶段宝宝的喂养需要添加一些辅食，但母乳或配方奶仍是主食。母乳或配方奶喂养每天至少3或4次，总量在600毫升左右。辅食添加每天应有规律地喂3次，每次的量可以在80～120克。

辅食添加原则

为适应宝宝的咀嚼能力，辅食应从稀到稠，由细到粗；开始量要少，宝宝适应后逐渐增加量；宝宝开始有可能会不喜欢辅食，所以先试着添加一种，以后再慢慢增加到多种辅食。

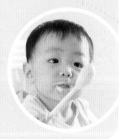

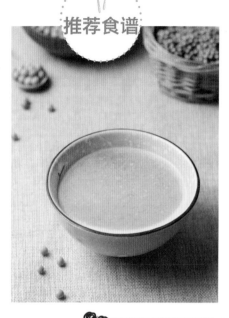

胡萝卜米糊

原料 去皮胡萝卜、绿豆各 150 克，水发大米 300 克，去心莲子 10 克

做法

❶ 将洗净的胡萝卜切成小块。
❷ 取豆浆机，倒入莲子、胡萝卜、大米、绿豆，注入适量清水，至水位线即可。
❸ 盖上豆浆机机头，启动豆浆，开始运转。
❹ 待豆浆机运转约 20 分钟，即成米糊。
❺ 将豆浆机断电，取下机头。
❻ 将煮好的米糊倒入碗中，待凉后即可食用。

功效: 胡萝卜含有胡萝卜素、维生素 C、维生素 E、钙、铁、锌等营养成分，具有增强免疫力、降血糖、补肝明目等功效，做成米糊，适合婴幼儿食用。

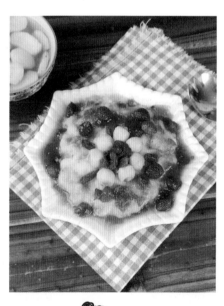

莲子山药泥

原料 熟山药 250 克，熟莲子 25 克，红豆沙馅 45 克，葡萄干 40 克

调料 酸梅酱 45 克

做法

❶ 熟山药放进保鲜袋中，使用擀面杖擀成泥，待用。
❷ 将山药泥放入备好的盘中，中间挖个洞。
❸ 放入红豆沙馅，将洞盖住，再放入莲子、葡萄干，浇上酸梅酱。
❹ 放入蒸锅，盖上盖子，蒸 10 分钟。
❺ 揭开盖子，取出盘子即可。

功效: 山药有健脾、益胃、补肺等功效，与莲子一起制成山药泥，浇上酸梅酱，酸甜可口，能增进宝宝的食欲，促进宝宝发育。

黄瓜米汤

原料 水发大米 120 克，黄瓜 90 克

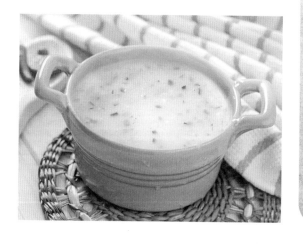

做法

❶ 将洗净的黄瓜切成片，再切丝，改切成碎末，备用。

❷ 砂锅中注水烧开，倒入洗好的大米，拌匀，盖上锅盖，烧开后用小火煮至其熟软。

❸ 揭开锅盖，倒入黄瓜，拌匀，用小火续煮 5 分钟。

❹ 将米汤盛出，装入碗中即可。

功效： 黄瓜含有维生素 C、维生素 E、胡萝卜素、烟酸等营养成分，具有增强免疫力、生津止渴、排毒养颜等功效，这款米汤清淡易消化，适合做辅食。

做法

❶ 砂锅中注水烧开，加入已浸泡过半小时的糯米、切好的红薯，拌匀，加盖，烧开之后转小火至材料煮熟。

❷ 揭盖，加入牛奶、熟鸡蛋，搅拌一下。

❸ 加入白砂糖，稍稍搅拌，待粥煮沸，盛出甜粥，装碗即可。

功效： 红薯富含膳食纤维，能加快消化道蠕动，有助于排便，牛奶富含蛋白质、钙等营养物质，二者搭配煮粥，适合 7 ~ 9个月的宝宝食用。

红薯牛奶甜粥

原料 糯米 100 克，红薯 300 克，牛奶 150 毫升，熟鸡蛋 1 个

调料 白砂糖 25 克

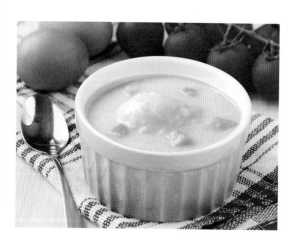

日常护理与保健

宝宝身体更强壮了，但并没有为爸爸妈妈减轻负担。由于宝宝的好奇心和动作能力的提升，因此家长必须时刻关注宝宝的行为。

宝宝耳朵的护理

不少宝宝有挠耳朵的习惯，由于宝宝末梢神经发育尚不够健全，对疼痛感并不强烈，在挠耳朵的过程中容易造成耳廓或外耳道创伤。如果出现抓痕或少量出血时，家长可以用清水或盐水擦拭伤口。如果导致外耳道皮肤发炎，并引起脓肿，睡觉时，应避免睡在有伤口的一侧，也可以在医生的指导下用药控制感染。

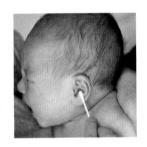

宝宝被蚊虫叮咬后的护理

◎给宝宝涂止痒药水。宝宝被蚊虫叮咬后，会出现痛痒不适和烦躁不安的情况，家长可以按照说明书给宝宝涂专用止痒药水，擦上药水后应避免宝宝衣服摩擦皮肤，以防药水被擦掉。

◎防止宝宝抓伤皮肤。宝宝被叮咬后，会用手抓挠伤口处，抓破后容易引起感染，因此，家长要看好宝宝，尽量不要让其抓挠，还应剪短宝宝的指甲，以防抓伤皮肤。

◎症状严重需就医。有些蚊虫毒害性大，宝宝皮肤比较敏感，被咬后，没有得到及时护理，会出现严重的症状。这就需要家长带着宝宝去医院就诊，在医生的指导下服用或涂抹消炎药物，并对伤口进行清洗和消毒。

如何应对孩子认生

宝宝刚出生的几个月不会认生，但这个阶段是宝宝意识萌芽的阶段，缺乏安全感，会对陌生人产生恐惧。如果家里有来客，使宝宝感到害怕，家长可以用高兴的表情来迎接客人，但要保持一定的距离，让宝宝有空间和时间来适应。因为宝宝会根据家长的反应来决定自己对陌生人的态度，如果家长态度友好，宝宝会降低对陌生人的害怕情绪。

宝宝从床上跌落后的护理

宝宝会爬、会翻身后，如果家长不注意，宝宝很容易从床上跌落下来。如果宝宝从床上跌落后，会立即哭出声来或者脸色苍白，但被抱起后，马上就可恢复正常，则不必过于担心；如果宝宝跌落后有短暂失去意识或头部有伤时，应该尽快就医。有些宝宝跌落后头部没问题，但可能伤到了脾脏、肾脏，或者发生骨折，因此，家长除了检查宝宝的头部外，还应检查宝宝身体其他部位有无不适。

让宝宝学习使用便盆

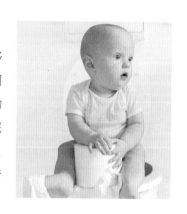

这个阶段，不少宝宝在家长的指导下，已经能够学习坐在便盆上排便了。但还是有许多需要注意的问题。宝宝排便完后，应立即将其屁股擦干净，并用流动的清水清洗宝宝的双手，晚上睡前还应清洗宝宝的屁股，保持宝宝臀部和外生殖器的卫生，减少感染的机会。宝宝排便后，应马上将排泄物倒掉，并对便盆进行清洗和消毒。

消除家中的安全隐患

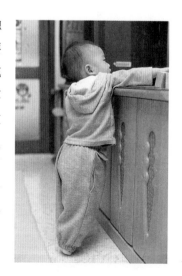

宝宝会爬后，家里危险的东西应尽量放在宝宝接触不到的地方，以保证宝宝的安全。家里的洗涤用品，要放在宝宝接触不到的地方，以免宝宝误食造成中毒。吃饭时，盛好的热粥、菜汤，刚泡好的茶水端上桌后，不要让宝宝靠近桌子，以免宝宝不小心抓到造成烫伤。家长还应将家里各个角落打扫干净，以方便宝宝爬行。电线、电源开关、插座等不要放在地上或低矮的桌子上，以免宝宝碰触。宝宝醒来后，尽量不要让其在有栏杆的婴儿床上玩，以免栏杆挡住宝宝视线，而且宝宝活动时也容易撞在栏杆上，或者手脚被栏杆卡住。宝宝的床应远离窗户，以免宝宝爬上窗台。必要的话，也可以给窗户加上护栏。

体格锻炼与启智训练

7 ~ 9个月宝宝的身体发育程度使宝宝可以做更大幅度的动作了，家长应该利用这个锻炼的好时机，为宝宝的身体素质打好基础。

手指精细动作练习

家长可以经常锻炼宝宝的动手能力，可以准备一些不同形状、大小、硬度的小型玩具，让宝宝做拾物练习，锻炼宝宝用大拇指和食指捏取小的物品。这种动作是宝宝两手精细动作的开端，宝宝捏起的东西越小，捏得越准确，动手能力就越强，这些动作要让宝宝反复不断地练习。平时还可以让宝宝做套环游戏，也可以练习宝宝的精细动作。开展精细动作的时间越早，对宝宝大脑的发育越有利。这个阶段的宝宝喜欢把东西塞进嘴里，因此在动作训练的过程中，家长必须在旁看护。

训练宝宝的脊椎

宝宝此时已经坐得很稳了，而且能对家长的声音做出回应。当宝宝坐着玩耍时，家长可以在宝宝背后呼唤他（她）的名字，宝宝会根据声音的方向扭转头和上身，训练宝宝最大限度地扭转身体。家长还可在宝宝的左右两边呼唤宝宝的名字，让宝宝左右扭动。这样可以锻炼宝宝的反应能力和脊椎的运动能力。

训练宝宝从坐到站

宝宝坐着时还不能独立站起来，但家长可以培养宝宝的这种能力，并在一定程度上帮助宝宝或让宝宝借助物体站起来，平时应尽量让宝宝借助物体站起来，来锻炼他（她）的独立性。当宝宝握住家长的手或者圆环等物体来完成这一动作时，可以锻炼宝宝的体位交换能力，还能锻炼宝宝手的握力。家长在帮助宝宝时，不可用力过大，否则容易导致宝宝关节脱位。

早教方案

本阶段的早教可以根据宝宝的视觉和语言发育等情况来制订计划，在宝宝的好奇心强烈的时候，可以多让其接触新鲜事物，促进大脑的发育。

看画册训练记忆力

家长可以选择一些色彩单一、鲜艳的画册，跟宝宝一起翻看。翻看的过程中，家长可以用简短的语言描述作品的内容来吸引宝宝的注意力，让宝宝想往下继续翻阅，刺激宝宝的好奇心。这样的训练可以提高掌握文字的记忆能力。

玩捉迷藏游戏

家长平时可以跟宝宝玩捉迷藏的小游戏，大人可以偏离宝宝的视线，然后问爸爸或妈妈去哪了，让宝宝用眼睛寻找。大人也可以将自己的脸遮住或用毛巾将宝宝的头盖住，时间不宜过长，然后问爸爸或妈妈去哪了。这样的训练可培养宝宝对语言的理解能力。

唱儿歌给宝宝听

家长可以经常抱着宝宝或坐在宝宝旁边唱儿歌给他（她）听，每次都可以唱不同的歌谣，当察觉宝宝的喜好后，可多唱宝宝喜欢的歌谣。宝宝听的时间长了之后，会在不知不觉中模仿歌谣中的尾音，这样可以练习宝宝的发音能力和提高宝宝的语言能力。

教宝宝击鼓

家长可以先给宝宝准备可以敲打的东西，如小鼓、奶粉罐等，还有敲打工具，但这些工具一定不能对宝宝的安全构成威胁。再让宝宝靠着爸爸或妈妈坐，当宝宝伸出手触摸这些工具时，爸爸或妈妈可以给宝宝做一个击鼓的示范动作，也可以先握着宝宝的手敲几下，然后让宝宝自己尝试击鼓。这样的训练可以让宝宝辨别不同的声音，并熟悉声音的节奏感。

10 ～ 12 个月，宝宝长得很强壮了

宝宝变得越来越强壮了，宝宝的好奇心使得他（她）喜欢到处乱动，但爸爸妈妈不可因此认为宝宝太调皮需要管教，对宝宝的好奇心和行为加以遏制，这样可能会阻碍宝宝思维与运动能力的发展。

宝宝档案

年龄	生理指标	男宝宝	女宝宝	身体发育
10个月	体重（千克）	7.6 ～ 11.7	6.9 ～ 10.9	可以扶着物体从站立到坐下了，不用大人陪，能独立玩耍一段时间；能够听懂一些妈妈说的话，可以根据指令做动作；可能已长出2颗下牙和4颗上牙，咀嚼能力增强
	身长（厘米）	68.3 ～ 78.9	66.2 ～ 77.3	
	头围（厘米）	43.5 ～ 48.7	42.9 ～ 47.5	
	胸围（厘米）	42.0 ～ 50.0	40.9 ～ 48.8	
11个月	体重（千克）	7.9 ～ 11.9	7.2 ～ 11.2	可从蹲的姿势转换为站姿，开始学习迈步走，能发出"爸""妈"的声音；能和家人一起看图画书、做游戏，自我意识增强
	身长（厘米）	69.6 ～ 80.2	67.5 ～ 78.7	
	头围（厘米）	43.7 ～ 48.9	43.1 ～ 47.7	
	胸围（厘米）	42.2 ～ 50.2	41.1 ～ 49.1	
12个月	体重（千克）	8.0 ～ 12.3	7.4 ～ 11.6	能在家人的搀扶下走路，手的抓握能力有所加强；会模仿爸爸妈妈，喜欢与人交往；牙齿可以咀嚼有一定质感的食物
	身长（厘米）	70.8 ～ 82.0	68.6 ～ 80.0	
	头围（厘米）	43.9 ～ 49.1	43.2 ～ 47.8	
	胸围（厘米）	42.2 ～ 50.5	41.4 ～ 49.4	

宝宝每日营养需求和喂养方案

宝宝的活动量增大和发育需要很多营养，母乳充足的妈妈应该继续喂养宝宝，在辅食添加上，可以适当增加量和种类。

每日营养需求

能量	蛋白质	脂肪	烟酸	叶酸	维生素 A
397 千焦 / 千克体重（非母乳喂养加 20%）	1.5 ~ 3.0 克 / 千克体重	总能量35% ~ 40%	3 毫克	80 微克	400 国家单位
维生素 B_1	维生素 B_2	维生素 B_6	维生素 B_{12}	维生素 C	维生素 D
0.4 毫克	0.5 毫克	0.6 毫克	0.5 微克	50 毫克	10 微克
维生素 E	钙	铁	锌	镁	磷
3 毫克	500 毫克	10 毫克	8 毫克	70 毫克	300 毫克

喂养方案

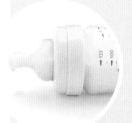

母乳或配方奶仍要进行

母乳和配方奶可为宝宝提供大量能量和大脑发育必需的脂肪，尽管宝宝可以吃多种辅食了，但母乳或配方奶喂养仍要进行一段时间。母乳或配方奶每天可喂 3 或 4 次，每次 210 ~ 240 毫升，共 600 ~ 700 毫升。

辅食添加

宝宝虽然长出不少牙齿，但咀嚼吞咽能力有限，辅食不可过硬，吃的食物要清淡易消化。宝宝此时会对一些大人的食物感兴趣。每天可喂辅食 3 次，每次喂 120 ~ 150 克。

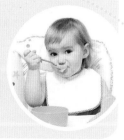

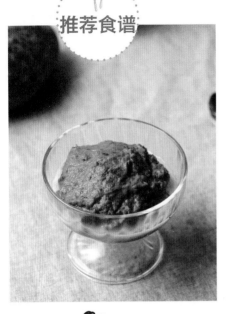

牛奶紫薯泥

(原料)　配方奶粉 15 克，紫薯 150 克

做法

❶ 洗净去皮的紫薯切滚刀块，备用。

❷ 蒸锅上火烧开，放入紫薯块，用大火蒸 30 分钟至其熟软；取出紫薯，放凉待用。

❸ 把放凉的紫薯放在砧板上，用刀按压成泥，装入盘中，待用。

❹ 将适量温开水倒入奶粉中，搅拌至完全溶化，倒入紫薯，搅拌均匀，装入盘中即可。

功效：紫薯含有果胶、维生素 C、硒等营养成分，具有改善视力、增强免疫力、润肠通便等功效，制成泥，口感软糯，香甜可口，适合宝宝食用。

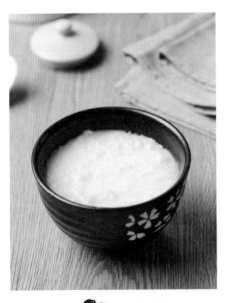

牛奶粥

(原料)　牛奶 400 毫升，水发大米 250 克

做法

❶ 砂锅中注入适量的清水，大火烧热。

❷ 倒入牛奶、大米，搅拌均匀。

❸ 盖上锅盖，大火烧开后转小火煮 30 分钟至熟软。

❹ 掀开锅盖，持续搅拌片刻。

❺ 将粥盛出装入碗中即可。

功效：牛奶含有钙、磷、铁、锌、铜、锰、钼等成分，具有补充钙质、增强免疫力、开发智力等功效，将其搭配大米煮粥，是宝宝的营养辅食。

肉松饭团

原料: 米饭 200 克，肉松 45 克，海苔 10 克

做法

❶ 将保鲜膜铺在平板上，铺上米饭，压平。

❷ 铺上肉松，将其包裹住。

❸ 捏制成饭团，再包上海苔。

❹ 将剩余的材料依次制成饭团。

❺ 将做好的饭团装入盘中即可。

功效: 海苔含有 B 族维生素、维生素 A、维生素 E、维生素 C、钾、钙、镁等成分，可以帮助宝宝维持机体的酸碱平衡、增强记忆力、增强身体免疫力等。

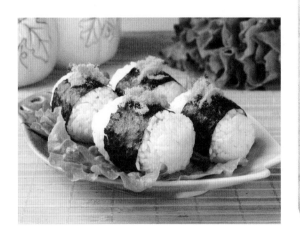

青豆蒸肉饼

原料: 青豆 50 克，猪肉末 200 克，葱花、枸杞各少许

调料: 盐、生粉各 2 克，料酒、豉油各适量

做法

❶ 取一碗，倒入猪肉末、盐、鸡粉、料酒、水、生粉、葱花，拌成肉馅。

❺ 取一盘，倒入青豆，放平，摊上肉饼，用勺子压实。

❸ 蒸锅注水烧开，放上肉饼，加盖，大火蒸 20 分钟至熟。

❹ 揭盖，取出蒸好的肉饼，浇上蒸鱼豉油，用枸杞点缀即可。

功效: 青豆有健脾止泻、润燥消水、健脑益智等功效，搭配猪肉蒸成肉饼，不仅营养丰富，还能让宝宝更聪明。

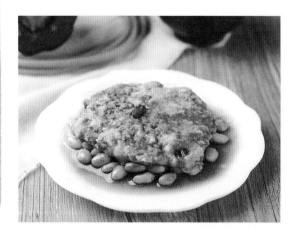

本阶段宝宝动手能力增强了，也可以扶着物体站立或走动，因此，家长应该注意宝宝的安全，应为宝宝提供开阔、干净的活动空间。

谨防宝宝形成"八字脚"

◎注意走路的节奏。教宝宝走路的时候，要把握宝宝走路的节奏，一步一步走稳再往前迈，可由家长在前面按照节奏走路，宝宝在后面跟着学，步伐要稳，不能太急。家长还应尽量控制宝宝学走路的时间，一次不能走太久，长时间学走路也是造成宝宝出现"八字脚"的原因。

◎练习直线行走。宝宝学习走路时，宜到比较宽阔的地方学习，尽量让宝宝走直线，避免走弯路。因为宝宝走弯路时，脚也容易跟着弯，变成"八字脚"的可能性就会增大。

◎注意钙的补充。宝宝学习走路的阶段，大腿骨骼需要承受重量，如发现宝宝缺钙要及时补充，否则会影响骨骼的发育。平时可以带宝宝适当晒太阳，促进骨骼对钙的吸收，防止宝宝缺钙。

防止宝宝膝关节磕伤

宝宝爬行或扶住物体行走时，容易引起外伤，尤其是膝关节。宝宝的骨骼发育尚未完全成熟，膝关节受伤后很难恢复。为了防止膝关节受伤，在宝宝学走路或爬行时，家长应在旁边看护，并注意裤子的长度应该过膝，以保护膝盖，同时，宝宝活动的地方应宽敞，不要放有棱角的家具等。

户外运动时不宜穿太多

天气晴朗时，带宝宝进行户外运动不可裹得太严实。到户外，原本就是为了让宝宝呼吸新鲜空气、晒太阳的，如果裹得严严实实，会使宝宝的身体无法接触空气和阳光，因而无法达到锻炼的效果，只会使宝宝体质变差，容易生病。

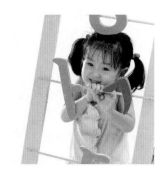

注意宝宝晚上踢被子

大多数宝宝睡觉时都爱踢被子，一个晚上会将被子踢落好几次，容易导致受凉，还会影响爸爸妈妈的睡眠。当晚上温度适宜时，可给宝宝穿上薄袜子后将脚露在被子外面，这样宝宝抬脚时就不容易将被子全部踢落。也可以根据气温情况，选择厚薄适中的睡袋，应尽量选择白色或浅色的纯棉制品，并注意细小部位的设计，如拉链两头是否有保护，以免划伤宝宝。

防紫外线

这个阶段，宝宝的户外活动增加了，在天气晴朗时，爸爸妈妈喜欢带着宝宝在户外运动，让宝宝呼吸新鲜空气和适当晒太阳。但是要注意防止宝宝被紫外线晒伤，尤其是夏天。宝宝不宜长时间晒太阳，因为宝宝的真皮角化层的保护能力差，皮肤黑色素生成少，体温调节系统尚不成熟，室外温度过高，阳光照射时间过久，容易伤害皮肤，造成中暑和脱水。夏天，家长一般要避免在 10：00 ~ 16：00 之间带宝宝外出活动，每天可晒太阳 2 或 3 次，每次 10 分钟左右。其他季节可根据气候适当调整。宝宝外出时也可在专业人士的指导下涂上专用防晒用品，防止皮肤晒伤。

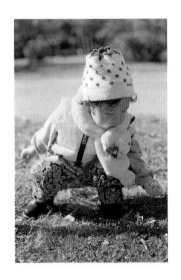

给宝宝选择合适的鞋

本阶段宝宝开始会扶着东西站起来，为了保护宝宝稚嫩的小脚，爸爸妈妈应该为宝宝准备合适的鞋，以隔开坚硬的地板和避开尖锐物体，平坦的鞋底还能使宝宝的双脚更加稳定。为了给宝宝穿上合适的鞋子，爸爸妈妈应定期检查鞋的合脚情况，宜每周检查一次。宝宝的鞋不合脚时行走模式会发生变化，脚趾可能会出现蜷曲的情况，还可能会起水泡，脚底则可能因摩擦而导致出现红色斑块。如果出现这些状况，就应该给宝宝换双新鞋，一般宝宝最长的脚趾跟鞋头的距离应保持 1.5 厘米。

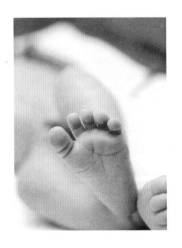

体格锻炼与启智训练

宝宝爬、站立等技能已经很熟练了，手脚的灵活性更强了，家长在这个阶段应该训练宝宝走路和手部力量。

训练向前走的能力

家长平时可让宝宝在自己的大腿上蹦跳，锻炼宝宝小腿肌肉，让宝宝在学走路的训练中很有力量。这个阶段宝宝可能会扶着床、沙发等走几步，但还是会恐惧。家长在宝宝扶着物体向前走时，可以面带微笑，以亲切的目光在宝宝前面不远处伸出手做出要抱宝宝的姿势，鼓励宝宝多向前走几步。在训练过程中，不可给宝宝穿太多衣服，以免造成宝宝行动不便。

跟宝宝做蹲起运动

从蹲下到站立的动作对于这个阶段的宝宝有一些难度，不能独立完成，家长可提供一些帮助。宝宝蹲下后，家长可以用手拉一下他（她），但力气不可过大；也可以在宝宝旁边准备一个稳定的物体，让宝宝扶着站立起来。宝宝站立起来后，家长应夸赞宝宝，在宝宝感到高兴时鼓励他（她）继续锻炼。这种锻炼可以训练宝宝动作的协调性，使宝宝四肢变得有力，并加强宝宝的平衡感。

伸展宝宝的手指

给宝宝洗干净小手、剪好手指甲后，可将宝宝的手指打开，练习伸、屈的动作。应该经常刺激宝宝的手部皮肤，将宝宝的手交替放入温度适宜的冷、热水中，并让宝宝多抓握一些大小、材质不同的玩具，练习宝宝手指的灵活性和柔韧性，提高宝宝手指的协调能力。可以在箱子或盒子里放些玩具，让宝宝去将玩具取出来给爸爸妈妈，这样不仅可以锻炼宝宝的手指，还能训练宝宝的记忆力。

早教方案

本阶段宝宝的记忆力和理解力都有很大的发展，好奇心还在增强，对房间里的东西都喜欢摸一摸、动一动，家长可利用此机会发掘宝宝更多的潜能。

教宝宝画画

这个阶段宝宝的模仿能力很强，家长可以培养宝宝对绘画的兴趣和能力，提高艺术素养。刚开始时，家长可以给宝宝买色彩鲜艳的蜡笔或彩色笔，教宝宝握笔的姿势，然后让其在纸上随意涂画。训练一段时间后，家长可以先在纸上画出一个简单的图形，再教宝宝有节奏地挥笔照着画。绘画可以培养宝宝对色彩的概念和想象力，还能激发宝宝的兴趣和陶冶情操。

玩拼图游戏

家长可以选择一张拼贴起来的图片，图片的形象要清晰、图案单一、颜色鲜艳。将图片分成形状不一的四部分贴在硬纸板上，然后让宝宝将四部分图片拼成一张完整的图片。家长可以准备两张一样的图片跟宝宝比赛，看谁拼得快，增加宝宝的兴趣。这种训练可以培养宝宝的形象思维能力，促进大脑的发育。还可以让宝宝玩拼装玩具的游戏，可以很好地提高宝宝的想象力。

读数字给宝宝听

家长在家或带宝宝外出时，看到数字可以读给宝宝听，培养宝宝对数字的敏感度。当带着宝宝看到道路旁的标识牌或广告牌上的数字时，都可大声地读出来，还可以将路旁树木的数目和上楼梯的台阶数出来。在家时，家长可以让宝宝将手伸出来，并根据张开的手指念数字。虽然宝宝听不懂数字，但可以训练宝宝对数字的概念，促进思维能力的发展，将看、做、想有效结合起来，训练宝宝的综合能力。

1～3岁，宝宝渐渐长大了

1～3岁的幼儿正处在快速生长发育的时期，对各种营养素的需求相对较高，同时，幼儿机体的生理功能也在逐步发育完善，但对外界不良刺激的防御功能仍然较差。因此，对于1～3岁的宝宝也需要特别关照。

宝宝档案

年龄	生理指标	男宝宝	女宝宝	身体发育
1～1.5岁	体重（千克）	9.1～13.9	8.5～13.1	长出板牙，开始长出尖牙；开始用单词表达自己的意思；可以起身站立，有方向感和距离感
	身长（厘米）	76.3～88.5	74.8～87.1	
1.5～2岁	体重（千克）	9.9～15.2	9.4～14.5	20个月后长出2颗板牙；可以使用的单词量增多，喜欢提问；能熟练地走路和跑步，能自己用杯子喝水
	身长（厘米）	80.9～94.4	79.9～93	
2～2.5岁	体重（千克）	11.2～15.3	10.6～14.7	3岁时，乳牙已出齐，但咀嚼能力仅为成人的40%，消化能力仍然很有限；会使用敬语，可以自己穿戴简单的衣服和帽子，可以做堆积木、穿珠子等精细的活动；能自己控制大小便，愿意参加集体活动
	身长（厘米）	84.3～95.8	83.3～94.7	
2.5～3岁	体重（千克）	12.1～16.4	11.7～16.1	
	身长（厘米）	88.9～98.7	87.9～98.1	

宝宝每日营养需求和喂养方案

尽管 1 岁后宝宝生长发育不及第一年迅速，但生长速度仍很快，那么保证这一时期的合理营养非常重要。

每日营养需求

能量	蛋白质	脂肪	烟酸	叶酸	维生素 A
438 ~ 500 千焦 / 千克体重	3.5 ~ 4.0 克 / 千克体重	约占总能量的 35%	6 毫克	150 微克	400 ~ 500 国际单位
维生素 B_1	维生素 B_2	维生素 B_6	维生素 B_{12}	维生素 C	维生素 D
0.6 毫克	0.6 毫克	0.5 毫克	0.9 微克	60 毫克	10 微克
维生素 E	钙	铁	锌	镁	磷
4 毫克	600 毫克	12 毫克	9 毫克	100 毫克	450 毫克

喂养方案

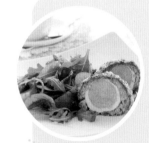

食物要多样化

谷物、肉类、蛋类、奶类、蔬菜和水果等不同类别的食物所补充的营养各有侧重，全面充足的营养才能满足宝宝的生长发育需求。因此，家长要注意搭配合理食物，以满足宝宝生长发育的需要。

定时定量进餐

两餐间隔时间宜为 4 ~ 6 小时，可保证胃肠道充分消化吸收营养和保持旺盛的食欲。为宝宝准备早餐要营养丰富、品种多样，最好包括豆浆等大豆制品或牛奶、鸡蛋、谷物以及新鲜蔬果，还要引导宝宝吃东西时细嚼慢咽。

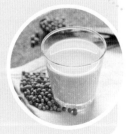

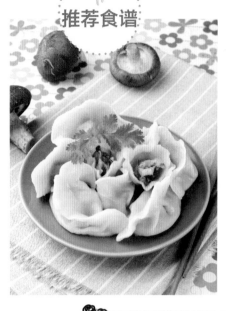

香菇水饺

原料 肉末 170 克,姜末、葱花各少许,熟白芝麻 5 克,香菇 60 克,饺子皮 135 克

调料 盐、鸡粉、花椒粉各 3 克,生抽、芝麻油各 5 毫升,食用油适量

做法

❶ 香菇切丁,倒入沸水锅,焯至断生后捞出。

❷ 往肉末中倒入香菇丁、姜末、葱花、熟白芝麻,加入盐、鸡粉、生抽、花椒粉、芝麻油、食用油,拌成饺子馅料。

❸ 备好一碗清水,用手指蘸上水,往饺子皮边缘涂抹一圈,放上馅料,将饺子皮两边捏紧。

❹ 锅中注水烧开,倒入饺子,煮至其上浮即可。

功效:香菇具有增强免疫力、延缓衰老、防癌抗癌等功效。将香菇和猪肉做成馅料,荤素搭配,营养全面,而且口感也更佳,可以给宝宝食用。

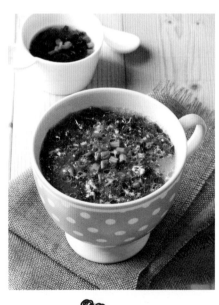

紫菜蛋花汤

原料 水发紫菜 100 克,鸡蛋 50 克,葱花 3 克

调料 盐 2 克,黑胡椒、食用油各适量

做法

❶ 将鸡蛋打入碗中,用筷子打散搅匀。

❷ 取一个杯子,放入紫菜,注入适量的清水。

❸ 电蒸锅注水烧开,将杯子放入锅内,调转旋钮定时蒸 10 分钟,淋入食用油,浇上鸡蛋液,拌匀,再次调转旋钮蒸 2 分钟,撒上盐、黑胡椒粉,拌匀。

❹ 将杯子取出,撒上葱花即可。

功效:紫菜有化痰软坚、清热利水、补肾养心等功效,而且含碘量很高,将其搭配鸡蛋做成汤,营养易消化吸收,可以给 1～3 岁的宝宝喝。

虾菇油菜心

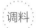 **原料** 小油菜 100 克，鲜香菇 60 克，虾仁 50 克，姜片、葱段、蒜末各少许

调料 盐、鸡粉各 3 克，料酒 3 毫升，水淀粉、食用油各适量

做法

❶ 将香菇切片；虾仁挑去虾线，装碗，加盐、鸡粉、水淀粉、食用油，腌渍至入味。

❷ 锅中注水烧开，放入盐、鸡粉、小油菜，煮 1 分钟，放入香菇，煮半分钟，捞出；用油起锅，放入姜片、蒜末、葱段、香菇、虾仁、料酒、盐、鸡粉，炒熟即可。

功效： 小油菜为富含铁元素的低脂蔬菜，儿童食用小油菜，有补铁的作用；虾仁鲜嫩可口，营养价值高，此菜适合 1～3 岁的宝宝日常食用。

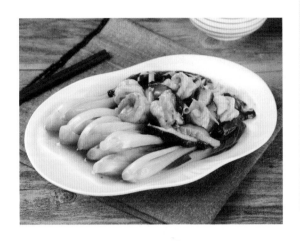

油醋汁素食沙拉

 原料 生菜 40 克，圣女果 50 克，蓝莓 10 克，杏仁 20 克

 调料 白糖 5 克，橄榄油适量，苹果醋 10 毫升

做法

❶ 洗净的圣女果对半切开，洗好的生菜切段。

❷ 取一碗，放入生菜、杏仁、蓝莓，拌匀，加入橄榄油、白糖、苹果醋，用筷子搅拌均匀。

❸ 取一盘子，摆放上切好的圣女果。

❹ 倒入拌好的果蔬即可。

功效： 圣女果含有胡萝卜素、B 族维生素、维生素 C、钙等营养成分，具有开胃消食、生津止渴等功效，这道素食沙拉清淡可口，宝宝可以经常食用。

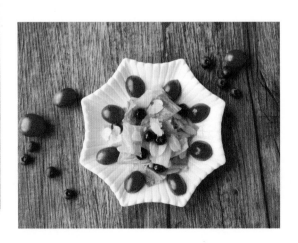

日常护理与保健

孩子到了幼儿期，无论在体格和神经发育上，还是在心理和智能发育上，都出现了新的发展。这时期婴儿的脑重增加特别快，是人脑发育的重要阶段。所以家长在孩子的幼儿期，一定要好好护理，让他（她）能够更加健康、聪明地成长。

保护宝宝的牙齿

宝宝基本都是甜食爱好者，他们喜欢吃糖果、水果、甜饮，但是这些可口的食物会导致孩子的牙齿受到损伤。越来越多的孩子出现了蛀牙，牙齿健康受到了影响。家长要注意保护孩子的牙齿，控制宝宝甜食的摄入，督促宝宝每日清洁牙齿，发现问题及时带宝宝去看牙医。

学会刷牙

从宝宝有第一颗乳牙开始就需要清洁牙齿，1 ~ 3岁的宝宝可以尝试自己刷牙。家长可以帮宝宝挑选喜欢的牙刷、牙膏和杯子，然后每天带着宝宝一起刷牙，做一个好的示范。同时，可以跟宝宝讲不好好刷牙的反面故事，让宝宝知道刷牙的重要性。当然，耐心教宝宝正确刷牙也是家长应该做的。

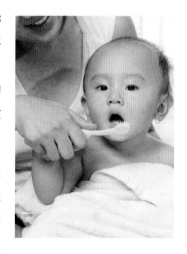

先刷上下排牙齿的外侧面，把牙刷斜放在牙龈边缘的位置，以 2 或 3 颗牙为一组，用适中力度上下来回移动牙刷。刷上下牙齿外侧时，要将横刷、竖刷结合起来，旋转画着圈刷，即上牙画 M 形，下牙画 W 形。然后再刷牙的内侧，重复以上动作。刷牙内侧的时候，牙刷要直立放置，用适中的力度从牙龈刷向牙冠，下方牙齿同理。最后刷咀嚼面，把牙刷放在咀嚼面上前后移动。

注意宝宝行走时的安全

1 岁左右的孩子，基本上刚刚学会走路，对这个世界充满了好奇，为此家长要做好居家安全防范措施。收妥细小物品和易碎物品，避免宝宝吞食；不要在家中摆放薄利器皿和瓷器等易碎物品，以免弄碎后划伤宝宝；藏好剪刀、毛衣针等尖锐利器，以防戳伤宝宝；电源插座放在宝宝触碰不到的地方；用海绵或橡胶皮包住家具的锐角；提防容易烫伤的物品，热水瓶放在宝宝触摸不到的地方，取暖器要有围栏保护等。

鼓励并引导宝宝说话

照顾宝宝日常生活起居时或者带宝宝出门游玩时都是进行语言交流的好机会。每天都要有意识地在日常生活情境中和宝宝说话、对话，语言要简短、明确、正规，使宝宝经常保持愉快的情绪和学说话的气氛，鼓励宝宝多多开口说话，让宝宝能自己主动地去表达需求。

训练宝宝自己上厕所

宝宝 1 岁后，家长可以开始对宝宝进行大小便自理训练。但在进行排便训练的时候，家长一定不要操之过急，因为每个宝宝之间都会存在个体差异。教宝宝用语言表达自己想大小便的意愿；给宝宝选择合适的坐便器；在坐便时不玩玩具、不吃东西，养成良好的坐便习惯；教宝宝脱穿裤子；及时表扬宝宝，让宝宝为自己能控制大小便而自豪。

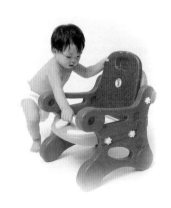

让宝宝自己穿衣、搭配

2~3 岁的宝宝动手能力增强，能够独立穿衣，所以经常会自己找衣服穿，这是他（她）独立性增强的体现，而且他（她）想通过自己决定穿什么衣服来确认自己的能力，获得成就感。这是宝宝思维能力、认知能力、动手能力和个性意识发展的综合效果，值得高兴。此时家长可以通过一些方式引导宝宝正确选择衣服，比如同时拿出两套衣服，让宝宝选择，满足他（她）的成就感；或者把不想让他（她）穿的衣服，放在宝宝够不着的地方；或者在买衣服时，选择好搭配的款式和颜色。另外，还可以跟宝宝做给娃娃搭配衣服的游戏，来培养宝宝的穿衣意识。

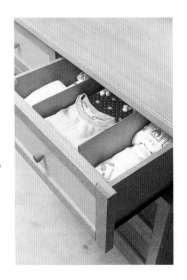

体格锻炼与启智训练

宝宝运动不仅能锻炼身体，促进生长发育，增强食欲，而且还能锻炼大脑。为了孩子的健康，爸爸妈妈应该把运动作为家庭中的一项必要的活动。锻炼身体，从幼儿抓起。

多进行户外运动

家长可以定期带宝宝到户外游玩，与大自然亲密接触。在户外天高地阔，没有拘束和限制，宝宝可以充分地感受大自然的奥妙。带孩子去大自然走走，多给宝宝提供锻炼的机会，可带宝宝去登山、爬树，以锻炼宝宝的胆量。家长可以多抽时间带宝宝去看看外面的世界，增长见识。游玩能让孩子学到更多东西，也让孩子更容易感到快乐。

训练宝宝的平衡能力

为了训练宝宝的平衡能力，家长可以教宝宝走平衡木。先找一根安全的低平衡木，给宝宝示范怎么走过去，然后抓住宝宝的手，让宝宝在平衡木上试着慢慢走。如果宝宝不太乐意，可以在平衡木的另一头放上玩具，鼓励宝宝走过去，将玩具取回。宝宝通过这个训练，可以提高平衡能力，同时还发展了重要的脚跟协调能力，这个能力对他（她）以后跑、蹦、跳，甚至锻炼体操都起着重要的作用。

和宝宝一起做操

1～3岁的宝宝活动量很大，家长可以根据宝宝的生长发育的特点引导孩子做各项体操，活动筋骨，既能满足孩子运动的需求，促进体能发展，又可避免他（她）因为过于好动而惹事生非。教宝宝做操，既能教会宝宝许多有趣的动作，也能促进宝宝的健康有益。而和宝宝一起做操，会让宝宝更加高兴，有助于亲子之间的互动。

参与家务

宝宝18个月大时，可以开始让他（她）做家务。刚开始时，可以让他（她）整理玩具或把纸巾拿到餐桌上来，当他（她）长大一些，可以给他（她）更多的事做，例如浇花、铺床等。当然，宝宝做家务时一定要在家长的管控下进行，以保证安全。

早教方案

在出生 18 个月后，宝宝会逐渐形成有意识地接受和分析外部信息的能力，家长要根据宝宝此时的个性安排适合宝宝的早教方案。

多教孩子认识事物

在出生 18 个月后，宝宝会对陌生的事物产生浓厚的兴趣，并表现出强烈的探索欲望，此时，家长应该积极地培养宝宝对事物的认知能力和注意力。如果宝宝对周围的事物产生兴趣，就会期望间接或直接地接触这些事物，并且逐渐形成对事物的认知能力，而这些事物的特征会转化成信息储存在大脑里。在日常生活中，应该让宝宝多看周围与宝宝的生活有密切关系的事物，并且经常讲不同事物的名字给宝宝听，利用拟声词或形容词给宝宝留下更深刻的印象。

通过游戏刺激大脑

美国一项研究表明，每天玩 2 个小时游戏的宝宝大脑发育比较快，而且智商也比较高。多与宝宝玩游戏，在游戏中刺激大脑，促进大脑发育。宝宝可以玩识别大小的游戏，选择大小差别显著的同类物品来练习，如大苹果与小苹果、大皮球与小皮球等。当然，也可以玩识别形状的游戏，教小儿识别简单的几何形状，如圆形、三角形、正方形等，可用实物形状来描述，如圆皮球、三角板、方积木等。

让宝宝多交朋友

宝宝的自我意识逐渐形成，因此说"不"的次数明显增加，表现欲望日趋强烈，同时，宝宝的性格日渐活泼。此时的家长要多带宝宝外出，认识更多的小伙伴，让宝宝学会介绍自己，积极地跟别的小朋友交往。家长还可以邀请小伙伴来家里玩耍，教宝宝打招呼、问好，鼓励宝宝取糖果、水果招待小伙伴，把玩具分给来家里的小朋友玩等。

常见不适症状与应对

宝宝抵抗力相对较差，在生活中护理不当，容易引发一些常见疾病，而爸爸妈妈由于过于担心，也会造成一定的紧张。当宝宝生病后切不可慌乱，应找出病因，并根据病因进行护理或送往医院治疗。

感冒

宝宝感冒即为小儿上呼吸道急性感染，简称上感。大部分患儿感冒是以病毒感染为主，此外也可能是支原体或细菌感染。感冒主要症状为发热、恶寒、头痛、鼻塞等症状。

应对技巧

❶ 注意饮食清淡。感冒后，宝宝往往食欲不佳，宜选择进食易消化、清淡、富有营养的食物，少食多餐。

❷ 保持舒适的睡眠。堵鼻子的宝宝睡觉时可在枕头底下垫上一两条毛巾，将头部稍稍抬高缓解鼻塞。

❸ 平时积极锻炼。宝宝需要适当到户外活动，进行体育锻炼，并持之以恒。

发热

宝宝发热有时是身体对外来细菌、病毒入侵的一种警告，是婴幼儿一种天生的自我保护功能。宝宝只要体温超过正常的体温37.3℃即为发热。临床一般伴有面赤唇红、烦躁不安、呼吸急促等症状。

应对技巧

❶ 补充足够的水分。宝宝宜多饮温开水、鲜果汁、绿豆汤等。

❷ 注意体温。体温在38℃以下时，只需多观察、多饮水；体温在38～38.5℃时，应穿较薄的衣物，促进皮肤散热，室温保持在15～25℃，必要时可采用物理降温的方法；体温高于38.5℃时，且持续时间较长，则需及时就医。

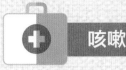

咳嗽

宝宝咳嗽主要是由咽喉或气管的病毒感染引起的，当呼吸道有异物或受到过敏性因素的刺激时，就会引起咳嗽。许多病原微生物如百日咳杆菌、结核杆菌、病毒等引起的呼吸道感染，也是儿童慢性咳嗽常见的原因。

应对技巧

❶ 注意饮食调养。给宝宝提供足够的白开水，这样能够稀释痰液，润滑喉咙。宝宝还应坚持少食多餐，以免食物摄入过多引发呕吐。

❷ 注意保暖防寒。宝宝夏天咳嗽时，不可长时间吹风扇，空调温度不宜过低，出汗后应立即擦干。

❸ 及时就医。若孩子咳嗽较重，时间较长，应及时就医，不得给孩子滥用止咳药物，以免抑制排痰反射及产生不良反应。

哮喘

哮喘属于过敏性疾病，往往由花粉、烟尘等刺激物或呼吸道病毒感染所引起。宝宝哮喘发作时，一般表现为通往肺的小气道的痉挛、阻塞和狭窄，由于气道的感染和肿胀引起喘息，会从胸部而非喉咙深处发出高频激烈的声音。

应对技巧

❶ 注意患儿饮食。鱼、虾、螃蟹、葱、蒜、韭菜和过酸过辣的食物以少吃为好。如果发现孩子吃了某种食物有哮喘发作时，必须停止进食该种食物。平时禁止吃刺激性食物和过冷过热食物。发作时要给半流质或软食，以免使哮喘严重。

❷ 不养宠物。家中不要养猫、狗等宠物，更不能让这些动物进入宝宝的卧室。

❸ 改善居住环境。选择向阳的居室，室内保持清洁、通风、干燥，严禁吸烟；床上用具应使用棉织品，不要用皮毛、丝绵或羽绒等制成的被褥，枕芯要用泡沫塑料代替木棉、蒲绒等填充物。

肺炎

肺炎是指肺部受肺炎双球菌、葡萄球菌及其他细菌或病毒感染引起的疾病，有时因异物吸入也可引起肺炎。对于婴幼儿而言，肺炎初期的症状表现为急性发作的上呼吸道感染、耳部感染或支气管炎。

应对技巧

❶ 忌高蛋白饮食。蛋白质最终的产物为尿素，宝宝进食过多的蛋白质会使排出的尿素增多，带走大量的水分，因此要忌食高蛋白食物。此外，宝宝因发热、出汗而失去的水分较多，所以要及时补充水分。

❷ 确保宝宝呼吸通畅。注意宝宝鼻腔内有无结痂，如有可用棉签蘸水后取出。

❸ 及时送医。当宝宝出现体温超过37.5℃、嘴唇或指端青紫、咳黄色黏痰、痰中带血、呼吸困难、咳嗽持续2周以上中的任何一种症状时，应都立即带宝宝去医院。

腹泻

宝宝腹泻的原因主要是饮食不当、体质因素、感染因素或消化功能紊乱等，以夏秋季节发病率最高。临床表现为大便次数增多、腹胀肠鸣、粪质稀薄及出现黏液等，严重者可导致水电解质紊乱、酸中毒等现象。

应对技巧

❶ 补充体液。可以随时喂水、米汤、果汁，最好喂服口服补液盐，调节人体水、电解质和酸碱平衡。补液盐服用方法是将一小袋口服补液盐溶于500毫升温开水中，在一天内分多次服用，服用量的多少以"丢失多少，补充多少"为原则。

❷ 坚持少食多餐的原则。宝宝腹泻时，不能禁食，以免造成营养不良，应减少每顿的量，每天可进食5或6次。还应注意饮食卫生，以免加重腹泻症状。

❸ 加强臀部护理。宝宝便后应及时更换尿布，用温水冲洗肛门及周围。如已出现臀红，可涂鞣酸软膏或金霉素软膏等。

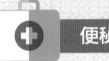 **便秘**

宝宝便秘是因为膳食种类比较局限，常吃食物中的纤维素少而蛋白成分高。宝宝排便时会因肛门疼痛而哭闹不安，多日便秘的宝宝还会出现精神不振、缺乏食欲、腹胀等症状。便秘严重时，甚至可影响宝宝记忆力和智力的发育，还可能导致遗尿、大小便失禁等症状。

应对技巧

❶ 注意饮食营养。增加蔬菜水果及富含膳食纤维食物的摄入，既能促进胃肠蠕动，又能补充营养。

❷ 养成良好的排便习惯。每日应定时排便，建立良好的排便规律；排便的环境和姿势要舒适，免得抑制便意、破坏排便习惯。

❸ 慎用泻药。对于便秘患儿，未经医生的许可，不要轻易给孩子服用泻药和灌肠剂，以免造成不良反应或产生依赖。

 营养不良

营养不良是一种慢性营养缺乏症。主要因营养素的摄入不足、消化吸收不良或消耗过多引起。多见于能量、蛋白质缺乏的婴幼儿，表现为体重下降、消瘦、水肿、生长发育停滞、组织功能紊乱、易并发感染等。

应对技巧

❶ 合理调整饮食。调整饮食结构，使每天膳食的总能量、蛋白质及其他营养素达到要求。对中度营养不良的宝宝饮食调整必须从低能量开始，根据宝宝的消化功能和吸收情况逐渐增加，不要提高过快。

❷ 尽量坚持母乳喂养。婴儿期要采取母乳喂养，尤其是早产儿以及出生低体重儿。断乳可安排在 1 岁左右，但在炎热的夏天、寒冷的冬天，或是患病初愈都不宜断乳。随着年龄的增长，应补充各种辅食。

❸ 改掉挑食、偏食的习惯。宝宝挑食、偏食会造成宝宝营养摄入不全面，长此以往会造成营养不良，所以必须纠正。

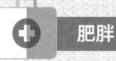

肥胖

　　由于过度摄取营养引起的肥胖称为单纯性肥胖症。当宝宝皮下及其他处脂肪积聚过多，体重超过按身高计算的标准体重的 20% 时，即可称为肥胖。肥胖会影响宝宝身体和智力发育，应该及时控制体重。

应对技巧

❶ 按需补充营养。每天摄入的总能量应根据个人的具体情况，按肥胖症营养配餐方案计算。

❷ 增加膳食纤维的摄入。多吃粗粮、蔬菜、豆类等富含膳食纤维的食物，可以帮助宝宝消化，减少废物在宝宝体内的堆积，预防肥胖。

❸ 培养对运动的兴趣。培养孩子对运动的兴趣，可同时选择多种运动，如太极拳、慢跑、柔软体操等。家长可陪同进行，每天运动 1 小时左右，但要避免剧烈运动。

厌食

　　宝宝厌食又称消化功能紊乱，主要表现为长期食欲减退，常见于 1～6 岁的宝宝。如果不及时调整，容易导致宝宝营养不良、发育迟缓、贫血、佝偻病及免疫力低下等，严重者还会影响小儿身体生长和智力发育。

应对技巧

❶ 合理的进餐氛围。在餐桌上吃饭不要对宝宝进行思想教育，更不要训斥和打骂孩子，否则会影响宝宝的情绪，还会直接影响宝宝消化。

❷ 多种食物搭配。遵循营养均衡的膳食原则，在饮食结构上采用荤素搭配、米面搭配、颜色搭配的方法。食谱常变化，不断地变换口味，使孩子对饮食有新鲜感，从而增进食欲。

❸ 定时检查。带患儿到正规医院的儿科进行全面细致的检查，排除可能导致厌食的慢性疾病，排除缺铁、缺锌等微量元素缺乏的致病因素。

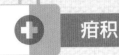

疳积

疳积是由于喂养不当，或其他疾病的影响，致使宝宝脾胃功能受损，气液耗伤而逐渐形成的慢性营养障碍性疾病，常见于 1~5 岁的儿童。临床以形体消瘦、疲乏无力、饮食异常、面黄发枯、精神萎靡或烦躁不安等为主要表现，严重者可影响智力发育。

应对技巧

❶ 适时添加辅食。婴儿期最好选择母乳喂养，及时增添辅食，应该遵循先稀后干、先素后荤、先少后多、先软后硬的原则。

❷ 忌不良饮食习惯。不良的饮食习惯，如饮食偏嗜、过食肥甘滋补、贪吃零食、饥饱无常等，是造成小儿疳积的主要原因。

❸ 按摩。按摩是辅助治疗小儿疳积的重要手段，其中以捏脊手法效果最为显著。按摩时注意手法要轻柔，可在小儿的皮肤上涂抹润肤油，以减轻皮肤的不适感。

流涎

宝宝流涎分为生理性和病理性两种情况。一般来讲，1 岁以内的婴幼儿因口腔容积小，唾液分泌量大，加之出牙对牙龈的刺激，大多都会流口水，属于生理性流涎；而断奶前后的宝宝如不能吞咽过多的唾液，还在不停地流口水，则属于病理性流涎。

应对技巧

❶ 忌吃辛辣的食物。在宝宝的辅食中，尽量避免使用葱、姜、蒜、辣椒、胡椒粉、咖喱等调味料，辛辣食物不仅妨碍宝宝的味觉发育，还会刺激宝宝分泌唾液。

❷ 保持清洁。宝宝口水流得较多时，要用非常柔软的手帕或餐巾纸一点点擦去流在嘴巴外面的口水，让口周、颈部保持干燥。

❸ 准备磨牙用品。宝宝在乳牙萌出期齿龈发痒、胀痛，口水增多，可给宝宝使用软硬适度的口咬胶，能减少萌牙时牙龈的不适，刺激乳牙尽快萌出，减少流口水。

夜啼

宝宝白天正常，入夜则啼哭不安，时哭时止，或每夜定时啼哭，甚至通宵达旦，称为夜啼。中医认为，宝宝夜啼多与心脾有关，可能是由于受惊或者脾寒、神气未充、心火上乘、食积等身体不适所致。

应对技巧

❶ 补充维生素 D。给宝宝补充维生素 D，多晒太阳，可以缓解夜啼。

❷ 良好的睡眠环境。营造一个良好的睡眠环境，是孩子睡得安稳的重要保障。睡前先让宝宝排尿，室温要适宜，床品要轻、软、干燥，保持安静的环境。

❸ 培养宝宝良好的作息规律。对生物钟颠倒的宝宝要及时进行纠正，白天不要让宝宝睡太多，晚上则要避免宝宝临睡前过度兴奋而不易入睡。

❹ 注意与宝宝沟通时的语气和态度。如果宝宝夜间惊醒，应用温柔的语气安慰宝宝，可以抱抱宝宝。

多汗

宝宝多汗是指在安静状态下，即使室温不高，全身或局部仍出汗过多的一种病症，是由于交感神经系统过度亢奋造成的，多与宝宝体质虚弱有关，2 ~ 6 岁的宝宝多见，往往表现为自汗和盗汗。多汗会影响宝宝的免疫力，对正在生长发育的宝宝不利，家长需要引起注意。

应对技巧

❶ 宜食滋阴的食物。中医认为，盗汗是由于阴阳失调、腠理不固而致汗液外泄、失常，属于阴虚的症状。故在日常生活中，应注意多食用一些养阴生津的食物，如山药、鸭肉等。

❷ 注意身体清洁。患儿应勤洗澡，以保持皮肤清洁，过多的汗液积聚，容易导致皮肤溃烂并引发皮肤感染。

❸ 加强锻炼。盗汗的宝宝应注意加强体质锻炼，比如进行日光浴、冷水浴等，提高身体的适应能力。

中耳炎

宝宝中耳炎是耳鼻喉科三大炎症之一，有急性和慢性之分。急性中耳炎常在感冒时发生，鼻子和咽喉发生炎症后，细菌通过耳咽管进入中耳而引起的炎症，会出现发热、耳痛、耳聋等症状，若不及时根治，会转换为慢性中耳炎。

应对技巧

❶ 忌辛辣刺激性食物。如辣椒、生姜、花椒、芥末等食物温热辛燥，化火伤阴，会使患者内热加重，易使中耳炎加重。

❷ 避免脏水入耳。宝宝在洗澡时要避免洗澡水进入耳朵，如果进入，要及时用棉签或棉球吸出耳内脏水，并滴入抗菌药水，以防中耳炎的发生。

❸ 防止传染。在发生急性传染病期间，必须注意保持宝宝鼻腔和口腔卫生。按期接种疫苗，降低麻疹、腮腺炎、风疹等急性传染病的发生率，这也是预防中耳炎发生的有效措施之一。

湿疹

宝宝湿疹是一种变态反应性皮肤病，就是平常说的过敏性皮肤病。湿疹病因复杂，难以确定，常见原因是对食物、吸入物或接触物不耐受或过敏所致。患儿起初皮肤发红、出现皮疹，继而皮肤粗糙、脱屑，有明显瘙痒，遇热、遇湿都有可能使湿疹加重。

应对技巧

❶ 查找过敏原。观察患儿是不是食物过敏，特别是牛奶、母乳或鸡蛋清等动物蛋白；观察母乳喂养时，母亲吃鱼、虾、蟹等动物食品后婴儿湿疹会不会加重，如果是，则要尽量避免食用这些食物。

❷ 避免皮肤刺激。患儿要避免碱性肥皂、化妆品或者香水等物的刺激。

❸ 科学就医。应在皮肤科医生的指导下，家长切不可滥用抗生素，不要随便使用单方、偏方。可以口服扑尔敏和葡萄糖酸钙等药物来降低皮肤的过敏性。

水痘

水痘是由带状疱疹病毒感染引起的一种急性呼吸道传染性疾病。多见于2～10岁的宝宝，主要经由唾液飞沫传播，传染性强，潜伏期为2～3周。主要临床表现为皮肤黏膜出现红斑、丘疹、疱疹，可伴有发热、头痛、咽痛等上呼吸道症状。

应对技巧

❶ 注意休息和饮食。在发热和出疹期间要卧床休息，多饮白开水，进食易消化的食物，如菜粥、面条等。

❷ 消毒宝宝的日用品。患儿换洗的衣物、毛巾、被褥、玩具等，也应视情况采取煮沸、暴晒等方法进行消毒，患儿脱落的痂皮要用卫生纸包好用火烧掉，同时注意室内通风，保持空气新鲜。

❸ 不要抓挠。水痘容易引起皮肤瘙痒，宝宝会不经意地抓挠，但水痘被挠破后容易出现感染，也容易留下疤痕。所以注意把孩子的指甲剪短，以防挠破水痘，同时注意保持患儿皮肤的清洁、干燥。

荨麻疹

荨麻疹又叫"风疹块"，是小儿常见的一种过敏性皮肤病。荨麻疹分为急性和慢性两种。小儿荨麻疹多是过敏反应所致，包括摄入过敏食物，如鸡蛋、奶制品、虾蟹等；吸入过敏物，如花粉等；或感染细菌、病毒、肠寄生虫等。

应对技巧

❶ 忌进食致敏的食物。尽量避免食用一些容易引起过敏的食物，如鸡蛋、奶制品、菠萝、蘑菇、蚕豆、大蒜、草莓、西红柿等。

❷ 多喝水或热汤。进食汤水不但有利于将身体内的毒素排出，利于退热，还可以促进血液循环，使皮疹容易发透。

❸ 保持皮肤清洁、干燥，预防继发性感染。孩子要保持皮肤干燥清洁，尤其是流涎的小儿；否则容易出现皮肤糜烂，引起其他疾病。

百日咳

百日咳是百日咳杆菌引起的急性呼吸道传染病，因病程长达2～3个月而得名。其表现为阵发性痉挛性咳嗽、鸡鸣样吸气吼声。若能早期给予恰当的治疗和护理，可使百日咳的病程缩短，并减轻并发症。

应对技巧

❶ 忌饮食过饱。过饱会加重胃肠功能的负担，心脏要输出过多的血液维持胃肠功能的需要，不利于身体的康复。故应少吃多餐，以利吸收，增加抗病能力。

❷ 保证充足的氧气。百日咳的孩子由于频繁剧烈的咳嗽，肺部过度换气，易造成氧气不足，一氧化碳潴留；让孩子多在户外活动，在室内也尽量保持空气新鲜流通，对孩子有益无害。

❸ 忌疲劳过度。百日咳患儿要有足够的休息时间，以防过度疲劳。

红眼病

红眼病是人们对具有传染性和流行性的眼睛发红、结膜充血、分泌物增多的急性细菌性或病毒性结膜炎的俗称。红眼病主要通过接触传染，在接触后几小时或1～2天内发病。自觉症状常有眼部异物感、灼烧感、发痒和流泪等。

应对技巧

❶ 忌食辛辣之品。如大葱、韭菜、洋葱等辛辣之品，温阳而助风热时邪，并会耗损肺胃之阴，使风热时邪与肺胃积热搏结难去，不利于该病的恢复。

❷ 不去公共场所。宝宝一旦患上红眼病应该进行适当隔离，暂时不要去幼儿聚集的地方，以免疾病蔓延。

❸ 清洁用具。宝宝的用具、玩具、毛巾要消毒，给宝宝洗眼后，家长的手要用肥皂清洗2或3次，才能接触其他物品。擦拭眼的分泌物不要用手帕，可用干净的卫生纸或餐巾纸。

流行性腮腺炎

流行性腮腺炎又叫痄腮，是由腮腺炎病毒引起的急性、全身性感染，以腮腺肿痛为主要特征，有时亦可累及其他唾液腺，主要发病于冬、春季节。早期传播途径主要是患者喷嚏、咳嗽飞沫携带的病毒，通过呼吸道传播。

应对技巧

❶ 注意饮食。在急性期不要吃酸、辣、甜味及干硬食品，以免刺激唾液腺使之分泌液增多，加重肿痛。症状明显好转后可以吃一些促进唾液分泌的食物，以促进腮腺功能的恢复。

❷ 清洁口腔。饭后及睡觉前后家长要督促孩子用淡盐水漱口或刷牙，清除口腔及牙齿上的食物残渣，防止继发细菌感染。

❸ 避免感染。传染病流行期间少去公共场所，不与患流行性腮腺炎的患儿接触，可采用腮腺炎减毒活疫苗肌注预防。

手足口病

手足口病是由多种肠道病毒引起的传染病，以婴幼儿发病为主，多发生于 4 岁以下的宝宝。其感染途径包括消化道、呼吸道及接触传播，四季均可发病，以夏秋季高发。该病传染性强，传播途径复杂，在短时间内即可造成较大规模流行。

应对技巧

❶ 保证营养供给。发病初期以牛奶、豆浆、米汤、蛋花汤等流质食物为主，食物以偏温略凉为宜，不能过咸，以减少对口腔溃疡面的刺激，避免辛辣。另外，要少食多餐，以维持基本的营养需要。对疼痛明显而拒食的患儿要适当给予静脉补液，进食前后用生理盐水或温开水漱口。

❷ 消毒宝宝接触的物品。患儿用过的玩具、餐具或其他用品应彻底消毒，一般多用含氯的消毒液浸泡及煮沸消毒，不宜蒸煮或浸泡的物品可置于日光下暴晒。

❸ 保持空气清新。患儿居室应空气新鲜，温度适宜，定期开窗通风。